Nour Elhouda Souissi
Mohamed Hedi Ben Cheikh

Interações contentor-conteúdo

Nour Elhouda Souissi
Mohamed Hedi Ben Cheikh

Interações contentor-conteúdo

Aspectos teóricos e práticos

ScienciaScripts

Cover image: www.ingimage.com

This book is a translation from the original published under ISBN 978-3-639-52448-2.

Publisher:
Sciencia Scripts
is a trademark of
Dodo Books Indian Ocean Ltd. and OmniScriptum S.R.L publishing group

120 High Road, East Finchley, London, N2 9ED, United Kingdom
Str. Armeneasca 28/1, office 1, Chisinau MD-2012, Republic of Moldova, Europe
Managing Directors: Ieva Konstantinova, Victoria Ursu
info@omniscriptum.com

Printed at: see last page
ISBN: 978-620-8-53714-2

ÍNDICE

INTRODUÇÃO

Antes de poderem ser comercializados, os medicamentos devem cumprir requisitos rigorosos de qualidade, eficácia e segurança. Devem demonstrar a sua estabilidade e capacidade de serem armazenados corretamente desde o fabrico até à utilização.

No entanto, vários factores internos e externos podem comprometer a sua qualidade, incluindo factores ambientais (temperatura, luz, humidade, oxigénio), interações entre os vários constituintes (substâncias activas e excipientes) e incompatibilidades entre as suas formas galénicas e a sua embalagem **[1]**.

As incompatibilidades entre os medicamentos e as suas embalagens são conhecidas como "interações recipiente-conteúdo" (ICC). O primeiro caso documentado remonta ao início do século XX, quando foi descrita uma diminuição dos níveis de dois produtos bacteriostáticos (fenol e cresol) contidos em frascos de vidro equipados com rolhas de borracha **[2]**. As investigações revelaram que estes produtos tinham sido absorvidos pelas rolhas.

Com o aparecimento de embalagens e dispositivos médicos de plástico (seringas, sacos, linhas de perfusão, etc.), o número de incidentes de ICC continuou a aumentar **[3]**. Embora estes novos produtos tenham resolvido problemas graves frequentemente encontrados com os seus homólogos de vidro, como o risco de contaminação microbiana ou o risco de embolia gasosa associado aos recipientes de vidro, os dispositivos de plástico também levaram ao aparecimento de fenómenos de CCI. Com efeito, foram comunicados em muitos contextos casos de perda de princípios activos por sorção em tubos e sacos de plástico, bem como casos de libertação de substâncias tóxicas em medicamentos e derivados do sangue a partir de embalagens e dispositivos médicos.

Conscientes destes problemas emergentes, a comunidade científica e as autoridades competentes realizaram numerosas investigações para estudar as substâncias cancerígenas, explicar os fenómenos envolvidos e os factores que contribuem para a sua ocorrência, avaliar a toxicidade das substâncias libertadas e estabelecer métodos analíticos para a sua deteção e controlo **[4]**. Neste trabalho, planeámos realizar uma revisão da literatura sobre as ICC, a fim de descrever os fenómenos envolvidos e o seu impacto na qualidade dos produtos e na segurança da saúde humana, especificando simultaneamente as abordagens metodológicas para a sua análise e controlo. Ao relatar casos reais publicados, o principal objetivo era sensibilizar os profissionais de saúde para os riscos incorridos pelos doentes quando utilizam um produto farmacêutico incompatível com o seu recipiente.

1. EMBALAGENS PARA USO FARMACÊUTICO

As embalagens farmacêuticas apresentam uma grande variedade de formas, formatos e tamanhos. Este facto deve-se à variedade de vias de administração (oral, parentérica, oftálmica, cutânea, etc.) e de formas farmacêuticas (sólidas, líquidas e semi-sólidas). As embalagens habitualmente utilizadas incluem :

- Frascos para formas líquidas;
- Blisters para comprimidos e cápsulas;
- Saquetas para pós e grânulos;
- Tubos para formas semi-sólidas.

Por outro lado, estas embalagens são classificadas em três grupos distintos **[5]** :

- **Embalagem primária:** contém os medicamentos e está em contacto direto com eles;
- **Embalagem secundária:** contém a embalagem primária e componentes auxiliares, tais como colheres, copos de medição e folhetos;
- **Embalagem terciária:** contém várias unidades de medicamentos embalados nas suas embalagens primária e secundária. Protegem os medicamentos durante o transporte, a distribuição e o armazenamento.

As embalagens farmacêuticas são fabricadas a partir de uma grande variedade de materiais (vidro, plásticos, elastómeros, metais, etc.). Cada material tem as suas próprias propriedades físico-químicas, que determinam posteriormente a sua utilização.

1.1. O vidro

O vidro é um material muito utilizado na indústria farmacêutica. É utilizado para embalar uma vasta gama de formas galénicas (soluções e suspensões orais, xaropes, pós e soluções injectáveis, etc.) e apresenta-se em frascos, ampolas, cartuchos e seringas pré-cheias.

O vidro é um material inorgânico **[6]**. É obtido a partir de uma mistura de substâncias aquecidas até à fusão e depois arrefecidas para formar um sólido não cristalino (amorfo). O principal componente do vidro é designado por "formador de rede". Trata-se frequentemente de um óxido ou de uma mistura de óxidos: óxido de silício (SiO_2), óxido de boro (B_2O_3), óxido de fósforo (P_2O_5) ou óxido de germânio (GeO_2). O vidro utilizado no fabrico de embalagens farmacêuticas é à base de óxido de silício (vidro de silicato).

No seu estado puro, o vidro necessita de temperaturas demasiado elevadas (acima de 1700°C) para fundir **[7]**. Este facto representa um desafio para a produção industrial, o que a levou a adicionar outros minerais (modificadores de rede) que reduzem o ponto de fusão do vidro, como o óxido de sódio e o óxido de potássio. Outras substâncias, chamadas estabilizadores de rede (como o óxido de cálcio e o óxido de alumínio), podem ser adicionadas ao vidro para melhorar a sua durabilidade. Além disso, podem ser adicionados óxidos metálicos (óxidos de ferro, óxido de titânio e óxido de manganês) se for necessário um efeito de fotoprotecção.

O vidro de silicato, utilizado no fabrico de embalagens farmacêuticas, é classificado de acordo com a sua formulação em duas famílias principais **[6]** :

- **Vidro calcário-sódico**: esta família é a mais antiga e a mais abundante. O vidro calcário-sódico contém teores relativamente elevados de óxido de sódio e de óxido de cálcio (25% da composição total). Pode também conter óxido de magnésio, óxido de potássio e óxido de alumínio em proporções menores;

- **Vidro borossilicatado** (ou vidro neutro): esta família distingue-se do vidro calcossódico pelo facto de conter teores mais baixos de óxidos de sódio e de cálcio e de lhe ter sido adicionado óxido de boro (B_2O_3). Este último confere-lhe uma maior resistência ao choque térmico e ao ataque hidrolítico.

As farmacopeias internacionais classificam o vidro para uso farmacêutico em três tipos, de acordo com a resistência hidrolítica. De acordo com a Farmacopeia Europeia **[8]**, a resistência hidrolítica do vidro é definida como "a sua resistência à libertação de substâncias minerais solúveis em água em condições específicas de contacto entre a superfície interna do recipiente ou os grãos de vidro e a água". O vidro para uso farmacêutico é classificado da seguinte forma **[6,8]**:

- **Vidro de tipo I:** tem uma elevada resistência hidrolítica, devido à sua composição química. O vidro borossilicato é um vidro de tipo I.
- **Vidro de tipo II:** tem uma elevada resistência hidrolítica graças a um tratamento de superfície adequado (por exemplo, aplicando sulfato de amónio na superfície interna do vidro. Este reage com os iões alcalinos e alcalino-terrosos presentes na superfície para formar sais solúveis em água, que são depois lavados). O vidro de tipo II é geralmente um vidro calcossódico tratado;
- **Vidro de tipo III:** tem uma resistência hidrolítica média e corresponde geralmente ao vidro calcódico não tratado.

As farmacopeias especificam igualmente a utilização de cada tipo de vidro (**quadro I**).

IQuadro I : Utilização de vidro em embalagens farmacêuticas, consoante o tipo

Tipo de vidro	Utilização / Recipiente
Tipo I	Preparações parenterais e não parenterais.
Tipo II	Preparações aquosas parenterais e não parenterais, ácidas ou neutras.
Tipo III	Preparações não destinadas a administração parentérica ; Preparações não aquosas destinadas a administração parentérica ; Pós para administração parentérica (exceto preparações liofilizadas).

1.2. Plásticos

A nível mundial, os plásticos são as matérias-primas mais utilizadas nas embalagens farmacêuticas devido às suas excepcionais propriedades físicas e químicas, à sua diversidade e à sua relação custo-eficácia[9]. Os componentes das embalagens de plástico incluem frascos, ampolas, bolsas, seringas pré-cheias, tubos e tampas. Ao contrário do vidro, que é relativamente pesado, pode partir-se facilmente quando manuseado ou armazenado a baixas temperaturas e liberta álcalis quando exposto a soluções aquosas, os plásticos são leves, flexíveis, inquebráveis, podem ser transparentes ou opacos e são fáceis de moldar e selar, proporcionando uma grande variedade de formas e tamanhos e permitindo a inclusão de dispositivos de distribuição.

Os plásticos pertencem a uma classe de materiais denominados polímeros, que são macromoléculas orgânicas de elevado peso molecular [5]. Cada macromolécula é uma sequência linear ou espacial de pequenas unidades químicas repetitivas (chamadas monómeros), ligadas entre si por ligações covalentes. Os monómeros podem ser da mesma natureza ou de naturezas diferentes. A título de exemplo, o etileno pode ser polimerizado por si só para formar o homopolímero polietileno, ou pode ser reagido com uma espécie química distinta, como o acetato de vinilo, para formar o copolímero acetato de vinilo polietileno. Os polímeros podem ser lineares, ramificados ou reticulados e ter uma estrutura amorfa ou semi-cristalina.

Dependendo das suas propriedades físicas, os compostos plásticos podem ser divididos em duas classes: termoplásticos e termoendurecíveis [5]. Em geral, os termoplásticos têm estruturas lineares e ramificadas, enquanto os polímeros termoendurecíveis são reticulados. Os termoplásticos normalmente utilizados na indústria farmacêutica incluem as poliolefinas, o polietileno, o polipropileno, o tereftalato de polietileno, o policarbonato e o cloreto de polivinilo (PVC) [4]. Os plásticos termoendurecíveis incluem as resinas epoxídicas, as resinas de poliéster e os adesivos.

Durante a produção de polímeros, são adicionados vários produtos químicos para facilitar a reação de polimerização dos monómeros (catalisadores, solventes, aceleradores, etc.) [5]. Estes compostos persistem nos produtos acabados e são conhecidos como resíduos de processo. Podem também estar presentes monómeros que não reagiram. Quando os polímeros são transformados em componentes de embalagens, dispositivos médicos ou equipamento de fabrico, são adicionados outros produtos químicos (designados por aditivos). Estes produtos são adicionados para melhorar o processo de fabrico ou as propriedades mecânicas, físicas e químicas dos polímeros. Estes aditivos incluem lubrificantes, agentes de libertação de moldes, plastificantes, antioxidantes, estabilizadores, opacificantes, etc. As funções dos principais aditivos estão resumidas **no Quadro II**.

IIQuadro II: Principais aditivos nos plásticos e suas funções, de acordo com [5].

Aditivo	Papel	Exemplos
Plastificantes	Melhora as propriedades de fluxo; aumenta a suavidade e a flexibilidade dos polímeros.	Ftalatos
Estabilizadores	Melhora a resistência do polímero à temperatura e à luz	Sais de cálcio e de zinco
Antioxidantes	Prevenir ou retardar a degradação oxidativa dos polímeros	Crésols
Opacificadores	Torna os polímeros opacos	Dióxido de titânio
Lubrificantes	Evitar que os plásticos se colem às peças metálicas durante o fabrico	Ceras, parafina líquida

1.3. Elastómeros

Na embalagem farmacêutica, os elastómeros são principalmente utilizados para fabricar fechos de recipientes parenterais (rolhas de frascos, vedantes de seringas e cartuchos, tampas de seringas, etc.) **[5]**.

Os elastómeros são polímeros que se distinguem dos plásticos pela sua elasticidade, que é a capacidade de um determinado material regressar à sua forma original após estiramento ou deformação **[10]**. Graças a esta propriedade, os elastómeros são flexíveis, mantêm a vedação e voltam a vedar após a perfuração, daí a sua utilização em fechos de recipientes parentéricos.

Os elastómeros podem ser naturais (extraídos de árvores de borracha) ou sintéticos (derivados de produtos petroquímicos) **[5]**. Os elastómeros para uso farmacêutico contêm as seguintes substâncias na sua formulação:

- **Polímeros**: são os principais componentes dos elastómeros. Um elastómero é constituído por um único polímero ou por uma combinação de diferentes polímeros. O isopreno, o isobutileno-isopreno e o estireno-butadieno são os polímeros mais utilizados nas embalagens farmacêuticas;
- Agentes **de vulcanização** (ou agentes de reticulação): estes componentes conferem elasticidade ao(s) polímero(s) através do estabelecimento de ligações químicas entre moléculas de diferentes cadeias poliméricas. Existem muitos tipos de agentes de reticulação, incluindo enxofre, peróxidos e aminas;
- **Enchimentos**: estas substâncias conferem aos elastómeros a sua dureza, reforço e resistência. As cargas mais utilizadas são substâncias inorgânicas, como os silicatos de alumínio ou de magnésio;
- **Corantes**: estas substâncias conferem cor aos elastómeros. Os elastómeros são frequentemente cinzentos, pretos ou vermelhos. A cor cinzenta é obtida por uma mistura de óxido de titânio (branco) e quantidades mínimas de carbono. A cor vermelha é conferida pelo óxido de ferro;
- **Outros componentes**: plastificantes, antioxidantes, antiozonantes, etc.

1.4. Outros materiais

O vidro, os plásticos e os elastómeros são os principais materiais utilizados na construção de embalagens primárias para uso farmacêutico. No entanto, outros materiais são utilizados quer na embalagem primária quer nas embalagens secundárias e terciárias **[5]** :

- **Metais:** o alumínio e a folha de Flandres (folha de aço revestida de estanho em ambos os lados) são utilizados na embalagem de medicamentos. Os aerossóis de dose calibrada, os tubos de medicamentos semi-sólidos e as embalagens blister são exemplos de sistemas de embalagem total ou parcialmente feitos de metais. Os metais têm uma série de vantagens: são fortes, podem suportar altas pressões e são impermeáveis ao gás e à luz.
- **Papel:** o papel é um dos materiais de embalagem mais antigos. Entre os componentes mais comuns das embalagens de papel encontram-se as etiquetas, os folhetos e as caixas de cartão.
- **Laminados:** os laminados são obtidos através da aderência de películas (camadas) de materiais distintos, tais como papel, plásticos e metais. O objetivo é combinar as propriedades desejáveis de cada material num único CE. Os laminados são utilizados no fabrico de recipientes, tais como saquetas, blisters, tubos e bolsas.

2. INTERACCÇÕES CONTENTOR-CONTEÚDO

2.1. Fenómenos envolvidos

As interações contentor-conteúdo são fenómenos físico-químicos que ocorrem quando um produto (líquido, gás ou sólido) é posto em contacto com um material sólido **[11]**. As substâncias são transferidas entre os dois compartimentos: do produto (compartimento 1) para o material (compartimento 2) ou vice-versa. Além disso, as substâncias podem migrar do produto através do material para o ambiente exterior, ou vice-versa. Estas transferências continuam até que seja atingido um estado de equilíbrio entre os dois compartimentos ou até que cesse o contacto entre eles. A cinética e a amplitude da CCI dependem de uma série de factores:

- As propriedades físico-químicas do conteúdo: tamanho, estrutura, solubilidade, lipofilicidade, estado de ionização, etc. ;
- As propriedades físico-químicas do recipiente: natureza do material, cristalinidade, porosidade, espessura, natureza e teor de aditivos, etc;
- As condições de utilização do sistema recipiente-conteúdo: temperatura, tempo de contacto, superfície de contacto, etc.

Os fenómenos de ICC ocorrem em vários domínios, nomeadamente nas indústrias agroalimentar e farmacêutica, onde podem comprometer a qualidade dos produtos e a segurança dos consumidores **[4]**. No sector farmacêutico, as ICC podem ocorrer em todas as fases do ciclo de vida dos medicamentos. Durante o fabrico, a embalagem, o armazenamento, a distribuição e a administração, os medicamentos entram em contacto com numerosos equipamentos de diferentes naturezas, formas e dimensões (equipamento de fabrico, sistemas de embalagem e dispositivos de administração) **[12]**. Estes contactos podem gerar CCI, entre outras coisas.

O termo interações contentor-conteúdo engloba uma série de fenómenos que diferem na forma como transferem substâncias (**Figura 1**).

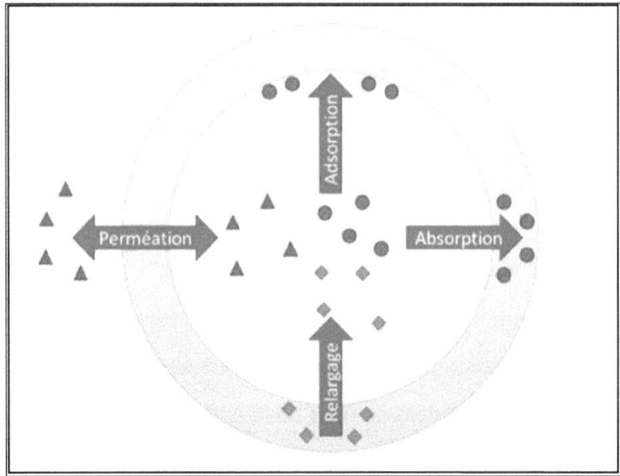

1Figura: Os diferentes tipos de interações contentor-conteúdo [13]

Estes fenómenos são **[11]** :

- **Fenómenos de sorção**, que implicam a transferência de moléculas do conteúdo para o recipiente. A sorção subdivide-se em dois processos: adsorção e absorção;
- **Fenómenos de libertação** que envolvem a migração de compostos do recipiente para o conteúdo;
- **Fenómenos de permeação**, que dizem respeito à passagem de substâncias através do recipiente, quer do conteúdo para o ambiente exterior, quer vice-versa.

2.1.1. Adsorção

A adsorção é um fenómeno de superfície em que as moléculas (ingredientes activos ou excipientes) se ligam à superfície de um material (**Figura 2) [11]**.

A nível molecular, existem dois tipos de adsorção: adsorção física, ou fisissorção, e adsorção química, ou quimissorção.

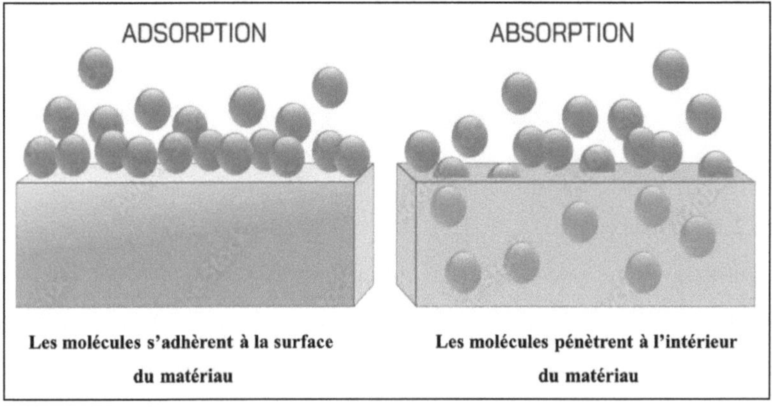

2Figura: Representação esquemática dos fenómenos de sorção

Durante a fisissorção, as moléculas são fixadas à superfície do material por interações de baixa energia: forças de Van der Waals e ligações de hidrogénio. Consequentemente, esta interação é reversível e as moléculas adsorvidas podem ser removidas da superfície através de uma variação da temperatura ou da pressão. A quimisorção, por outro lado, envolve fortes ligações químicas, frequentemente covalentes, entre as moléculas adsorvidas e as que se encontram na superfície do material, tornando a interação geralmente irreversível.

A adsorção é também um fenómeno rápido (pode ser desencadeado assim que o recipiente e o conteúdo entram em contacto) e saturável (uma vez ocupados todos os locais da superfície susceptíveis de ligar as moléculas, não pode haver mais adsorção) **[11]**. A extensão desta interação depende de uma série de factores, incluindo a concentração do ingrediente ativo ou do excipiente (conhecidos como adsorvatos), a área de superfície disponível e a duração do contacto entre o recipiente e o conteúdo. Além disso, o pH do conteúdo e os valores de pKa/pKb do adsorvato influenciam a adsorção, particularmente a das moléculas ionizáveis. Quando as condições favorecem a forma ionizada, a adsorção é facilitada em superfícies com uma carga oposta e desfavorecida nas que têm a mesma carga que o adsorvato.

2.1.2. Absorção

A absorção é um fenómeno físico em que as moléculas (princípios activos ou excipientes) penetram e se difundem no interior de um material (**Figura 2) [11]**. Segue-se à adsorção e desenvolve-se mais lentamente: as moléculas que se fixaram à superfície penetram progressivamente no interior do material.

Vários factores influenciam a cinética e a extensão deste fenómeno, nomeadamente a concentração dos produtos sujeitos a absorção, o tempo de contacto e as propriedades físico-químicas do material **[11]**. Quanto mais elevada for a concentração das moléculas a absorver e quanto mais longo for o tempo de contacto, mais significativa será a absorção. Além disso, os aditivos, como os plastificantes, incorporados nos plásticos, promovem este fenómeno em graus variáveis. Além disso, as propriedades físico-químicas das moléculas, como a sua lipofilicidade, desempenham um papel importante. As moléculas lipofílicas são mais susceptíveis de serem absorvidas pelos plásticos do que as moléculas hidrofílicas.

2.1.3. Recarregar

A libertação é um fenómeno durante o qual os compostos inicialmente presentes no recipiente são transferidos para o conteúdo **[14]**. Estes compostos, conhecidos como lixiviáveis, são quimicamente muito diversos (substâncias orgânicas e inorgânicas) e provêm de múltiplas fontes **[12]**. As principais categorias de compostos susceptíveis de estarem envolvidos na lixiviação são as seguintes **[15]**:

- **Aditivos** para materiais plásticos e elastómeros ;
- **Aditivos** para materiais de vidro e metal ;
- **Produtos de degradação** de materiais (por exemplo, silício da degradação do vidro e ferro da corrosão do aço inoxidável);
- **Monómeros residuais e oligómeros de baixo peso molecular** resultantes da polimerização incompleta de plásticos ;
- **Compostos de embalagens secundárias e terciárias**, tais como tintas de impressão e adesivos para etiquetas.

No caso de um material plástico concebido para conter um fármaco líquido, o processo de libertação é descrito pelas três fases seguintes **[16]**:

- **Difusão no interior do material**: os relargáveis movem-se através da rede polimérica de forma aleatória, obedecendo frequentemente às leis de difusão de Fick;
- **Solvatação**: na interface contentor/conteúdo, os produtos libertáveis destacam-se do material e passam para o conteúdo por solvatação;
- **Dispersão no conteúdo**: as moléculas solúveis solvatadas afastam-se da interface recipiente/conteúdo e dispersam-se no conteúdo. Esta fase é acelerada pela agitação.

A libertação de compostos dos plásticos é influenciada por vários factores [1]:

- **Factores ligados à salga:** peso molecular, volume estérico, tipo de ligação com o material (covalente ou não covalente). As moléculas mais susceptíveis de se libertarem são as que não estão ligadas por ligações covalentes, têm um peso molecular baixo e uma estrutura compacta;

- **Factores relacionados com o material:** os polímeros amorfos favorecem a migração das moléculas através das suas cadeias, enquanto os polímeros semi-cristalinos apresentam barreiras à migração nas suas zonas cristalinas;
- **Factores relacionados com a utilização:** a migração aumenta proporcionalmente à temperatura e à duração do contacto.

2.1.4. Permeação

A permeação é um processo pelo qual as moléculas (de um gás ou líquido) presentes num lado de um material passam através dele para emergir no outro lado (esta fase é chamada dessorção) **[13]**. Quando um material separa um fármaco do ambiente exterior, a permeação pode corresponder quer à migração dos princípios activos ou excipientes do fármaco para o exterior, quer à penetração de vapor de água, oxigénio, dióxido de carbono ou outros gases do ambiente exterior através do material para o fármaco. A permeação é um fenómeno irreversível, influenciado principalmente pela temperatura e pela natureza do material. Os plásticos e os elastómeros são os mais favoráveis a este fenómeno.

2.2. Consequências das interações contentor-conteúdo

Embora as consequências das ICC afectem frequentemente os medicamentos, os recipientes não estão isentos de certas repercussões associadas a estes fenómenos. De facto, podem sofrer as seguintes alterações **[17]** :

- Mudança de cor ;
- Modificação da qualidade da superfície ;

- Aumento da fragilidade;
- Aumento da permeabilidade ;
- Funcionalidade prejudicada.

As ICC são fenómenos temidos pelos fabricantes e pelas autoridades competentes devido às suas graves consequências, não só para a qualidade dos medicamentos, mas também para a sua eficácia e segurança.

2.2.1. Consequências dos fenómenos de sorção

A sorção de uma quantidade significativa de substância ativa expõe o doente a uma subdosagem terapêutica, o que pode levar ao fracasso do tratamento ou mesmo a uma deterioração do estado de saúde do doente **[18]**. Do mesmo modo, a sorção significativa de um excipiente (como um conservante antimicrobiano, antioxidante, tensioativo ou co-solvente) priva o medicamento do seu efeito, o que pode levar à instabilidade ou mesmo à perda de eficácia.

2.2.2. Consequências dos fenómenos de libertação

Uma migração significativa de substâncias do recipiente leva a um aumento do número de partículas no medicamento. Este facto é particularmente preocupante para os produtos administrados por via parentérica **[18]**. Os relargáveis podem também alterar a eficácia e a estabilidade dos medicamentos, degradando as substâncias activas e os excipientes ou provocando a sua precipitação **[19]**.

Além disso, o risco mais temido da salga é a toxicidade dos sais **[17]**. Esta toxicidade pode aparecer a curto prazo (reacções alérgicas ou imunológicas) ou desenvolver-se progressivamente (reprotoxicidade, mutagenicidade, carcinogenicidade, etc.). Por último, a migração pode ter outras consequências nefastas, tais como :

- Uma alteração das caraterísticas organolépticas do medicamento (cor, cheiro, sabor);
- Alterações dos parâmetros físico-químicos do medicamento, tais como alterações do pH ;
- Interferência analítica na dosagem do ingrediente ativo.

2.2.3. Consequências dos fenómenos de permeação

A permeação é a principal causa da instabilidade dos medicamentos **[18]**:

- Perda de solvente ;
- Perda de excipientes, nomeadamente de conservantes;
- Penetração de gases reactivos, como o oxigénio e o vapor de água, que podem degradar os princípios activos ou os excipientes sensíveis (oxidação, hidrólise, etc.).

3. REQUISITOS REGULAMENTARES

A descoberta de interações recipiente-conteúdo suscitou a preocupação dos profissionais de saúde e dos fabricantes **[20]**. Numerosos estudos confirmaram o impacto destas interações na qualidade, eficácia e segurança dos medicamentos. Consequentemente, a indústria farmacêutica foi obrigada a gerir e a controlar estas interações. Para tal, necessitava de documentos que definissem o processo de avaliação e de controlo destes fenómenos. As autoridades competentes e as comunidades científicas envolveram-se então na elaboração destes documentos.

Os processos de avaliação e controlo das ICC estão atualmente descritos em cinco categorias de documentos **[20]** :

- Diretrizes e guias de regulamentação ;
- Monografias da farmacopeia ;
- Normas nacionais ou internacionais ;
- Recomendações de boas práticas ;
- Publicações individuais.

O Quadro III especifica as propriedades de cada categoria, nomeadamente o estatuto regulamentar e a natureza do conteúdo. Apesar da sua diversidade, a regulamentação internacional não está muito centrada nas ICC**.** Muitas vezes, tratam de "conceitos demasiado gerais que deixam em aberto a interpretação da aplicação técnica e prática dos requisitos" **[21]**. Além disso, não existe acordo sobre as orientações regulamentares relativas aos processos de avaliação e controlo destes fenómenos **[4]**. Assim, é possível encontrar numerosos documentos que nem sempre são coerentes entre si.

IIIQuadro III: Fontes dos requisitos e recomendações relativos à avaliação das ICC, de acordo com [20].

Tipo de documento	Estatuto regulamentar	Tipo de conteúdo
Orientações e guias regulamentares	Requisitos legais e obrigatórios para obter a aprovação de comercialização de produtos farmacêuticos	- Contêm conceitos gerais de aplicações difusas; - Especificam o que deve ser feito, mas dizem pouco sobre a forma de o fazer; - Contêm poucas explicações e justificações para os requisitos.
Monografias da farmacopeia	Requisitos legais e obrigatórios ao critério das autoridades competentes	- Contêm conceitos gerais de aplicações difusas; - Especificar o que fazer e como o fazer; - Especificar os critérios de aceitação ; - Contêm poucas explicações e justificações para os requisitos.
Normas nacionais ou internacionais	Requisitos legais e obrigatórios apenas se reconhecidos e adoptados pelas autoridades competentes; caso contrário, reconhecidos e adoptados como melhores práticas consensuais	- Contêm conceitos gerais de aplicações difusas; - Especificam o que deve ser feito, mas dizem pouco sobre a forma de o fazer; - Contêm poucas explicações e justificações para os requisitos.
Recomendações de boas práticas	Aconselhamento consensual fornecido por um grupo de peritos. Pode ser incorporado em regulamentos, normas ou monografias.	- Contêm conceitos gerais e práticas específicas recomendadas; - Especificar o que fazer e como o fazer; - Incluir justificações e explicações pormenorizadas dos requisitos.
Publicações individuais	Aconselhamento prestado por peritos individuais. Pode ser incorporado em	- Tratar de assuntos e situações específicas. - É capaz de especificar o que fazer e como o fazer nestas situações.

regulamentos, recomendações e monografias

O **Quadro IV** enumera os principais documentos internacionais em que se discutem recomendações sobre a avaliação das ICC. Neste capítulo, discutimos em pormenor os requisitos contidos nas diretrizes, guias regulamentares e monografias mais frequentemente citados na literatura.

IVQuadro IV : Principais documentos de avaliação das ICC, de acordo com[4]

Documento	Tipo	Fonte
Guia para a indústria: sistemas de fecho de contentores para a embalagem de medicamentos para uso humano e produtos biológicos	Guia de regulamentação	FDA
Guia da indústria: Spray nasal, solução, suspensão e spray para inalação	Guia de regulamentação	FDA
Diretrizes para materiais de embalagem de plástico imediato	Diretrizes	EMEA
Diretriz sobre a qualidade farmacêutica dos produtos para inalação e dos produtos para administração nasal	Diretrizes	EMEA
USP < 661 > ; < 661.1 > ; < 661.2 > ; < 1661 > ; < 660 > ; < 1660 > ; < 381 > ; < 1381 > ; < 662 > ; < 1662 > ; < 1663 > ; < 1664 >	Monografias	USP
3.1.1 ; 3.1.3 ; 3.1.4 ; 3.1.5 ; 3.1.6 ; 3.1.7 ; 3.1.8 ; 3.1.9; 3.1.10 ; 3.1.11 ; 3.1.13 ; 3.1.14 ; 3.1.15 ; 3.2.1 ; 3.2.2 ; 3.2.2.1 ; 3.2.9 ; 3.3.1 ; 3.3.2 ; 3.3.3 ; 3.3.4 ; 3.3.5 ; 3.3.6 ; 3.3.7 ; 3.3.8	Monografias	Ph. Eur.
ISO 8871: Partes elastoméricas de medicamentos parentéricos e dispositivos para uso farmacêutico	Norma internacional	ISO
ISO 10993: Avaliação biológica de dispositivos médicos	Norma internacional	ISO
ICH Q3A: impurezas em novas substâncias medicinais	Norma internacional	ICH
ICH Q3B (R2): impurezas em novos medicamentos	Norma internacional	ICH
ICH Q3D: diretriz sobre impurezas elementares	Norma internacional	ICH

Limiares de segurança e melhores práticas para substâncias extraíveis e libertáveis de medicamentos administrados por inalação e via nasal	Recomendações de boas práticas	PQRI

FDA: United States Food and Drug Administration (Administração de Alimentos e Medicamentos dos Estados Unidos); **EMEA:** European Medicines Agency (Agência Europeia de Medicamentos); **USP:** United States Pharmacopeia (Farmacopeia dos Estados Unidos); **Ph. Eur.** Farmacopeia Europeia; **ISO:** Organização Internacional de Normalização; **ICH:** Conselho Internacional de Harmonização dos Requisitos Técnicos para o Registo de Medicamentos para Uso Humano; **PQRI:** Product Quality Research Institute.

3.1. Regulamentos dos EUA

3.1.1. Farmacopeia Americana

A Farmacopeia dos Estados Unidos (USP) é um compêndio de normas relativas à identidade, qualidade e segurança dos produtos farmacêuticos e dos seus constituintes. A USP foi criada no início do século XIX **[22]**. Onze médicos, preocupados com os perigos dos medicamentos de má qualidade em circulação na altura, fundaram uma organização científica independente e sem fins lucrativos para melhorar a saúde pública. Um ano após a sua criação, esta organização publicou a primeira edição da USP. Esta descrevia as substâncias e preparações medicinais mais seguras na altura. Desde então, o USP sofreu numerosas alterações, culminando na sua forma atual.

Em 1906, as normas USP de qualidade, conteúdo e pureza foram reconhecidas como oficiais pela US Food and Drug Administration **[22]**. Em 1938, o Congresso dos EUA aprovou uma lei que obrigava os fabricantes a testar os seus medicamentos para verificar a conformidade com as normas USP de identidade, conteúdo, segurança e pureza, e a apresentar os resultados dos testes à Food and Drug Administration (FDA) dos EUA antes da comercialização. Atualmente, as normas USP são adoptadas e aplicadas por 140 países em todo o mundo.

3.1.1.1. Termos relacionados com as interações contentor-conteúdo

Na farmacopeia americana, várias monografias definiram termos relacionados com as embalagens farmacêuticas e as CCI.

De acordo com a Monografia 659, Requisitos de Embalagem e Armazenamento **[23]** :

- **Um sistema de fecho de recipiente** (também designado por sistema de embalagem): é o conjunto de componentes de embalagem que contêm e protegem o produto farmacêutico. Inclui os EC primários e secundários.
- **Um recipiente**: é um dispositivo utilizado para conter uma substância ativa, um produto intermédio, um excipiente ou um produto acabado e que está em contacto direto com o seu conteúdo (ampolas, frascos para injectáveis, seringas pré-cheias e canetas de injeção são exemplos de recipientes).
- **Um fecho**: é um dispositivo utilizado para cobrir o espaço aberto de um recipiente e proteger o seu conteúdo. Permite igualmente o acesso ao conteúdo do recipiente (por exemplo, tampas).
- **Um componente de embalagem**: é qualquer elemento da embalagem ou do sistema de fecho do contentor. Inclui: o contentor, o fecho, os acessórios de administração, os orifícios de administração, as caixas de cartão, os rótulos, etc.
    - **EC primários:** são quaisquer EC em contacto direto ou que possam entrar em contacto direto com o produto farmacêutico (recipientes e fechos).

- **EC secundários:** são quaisquer EC em contacto direto com os EC primários e que podem proporcionar uma proteção adicional ao produto farmacêutico (por exemplo, caixas de cartão).
- **EC terciários:** são quaisquer EC em contacto direto com os EC secundários e que podem proporcionar uma proteção adicional ao produto farmacêutico durante o transporte e/ou armazenamento (por exemplo, caixas de cartão).
- **Um componente associado**: é qualquer CE destinado a administrar o medicamento ao doente e que não é armazenado em contacto com o medicamento durante o seu prazo de validade (colheres, copos ou tampas de dosagem e seringas de dosagem são componentes de embalagem associados).

- **Materiais de construção (CM):** são as substâncias utilizadas para fabricar o CE (vidro, plásticos, elastómeros, metais, etc.).

De acordo com a monografia 1663, intitulada "Avaliação dos extractivos associados aos sistemas de embalagem farmacêutica" **[15]** :

- **Extraíveis**: substâncias orgânicas ou inorgânicas libertadas de ES, EC ou MC em meios de extração. O processo decorre em condições laboratoriais específicas (temperatura, tempo, solvente(s), etc.).
- **O estudo de extração**: é o processo utilizado para desenvolver perfis extraíveis para SE, CE ou MC. Geralmente, os estudos de extração são realizados em duas fases: geração do extrato (extração) e teste do extrato (caraterização).
- **O perfil de extraíveis**: é uma representação analítica qualitativa e/ou quantitativa das substâncias extraídas por um determinado solvente, em condições específicas.

- **Extração**: é o processo de exposição de um material a um solvente para recuperar substâncias solúveis. Trata-se de um processo complexo, influenciado pelo meio de extração (solventes), pela temperatura, pelo tempo de contacto, pela relação entre a área de superfície do material e a unidade de volume do solvente e pela fase de equilíbrio do material.
- **Caracterização**: é o processo de descoberta, identificação e quantificação de qualquer substância orgânica ou inorgânica presente num extrato com um valor superior a um nível ou limiar especificado. Estes limiares podem basear-se em considerações de segurança do doente, em considerações materiais ou nas capacidades de deteção das técnicas analíticas adoptadas.

De acordo com a monografia 1664, intitulada "Evaluation of releargables associated with pharmaceutical packaging systems" **[12]** :

- **Relargáveis**: são impurezas orgânicas ou inorgânicas presentes nos produtos acabados. Lixiviam para estes produtos a partir dos seus sistemas de embalagem, em condições normais de utilização e armazenamento ou durante estudos de estabilidade acelerada. Os relargáveis são geralmente um subconjunto dos extraíveis ou são derivados dos extraíveis.
- **O estudo das substâncias libertáveis**: é o processo de caraterização (descoberta, identificação e quantificação) das substâncias libertáveis que se acumularam num medicamento durante o prazo de validade proposto.

3.1.1.2.Requisitos para sistemas de embalagem de plástico

As monografias USP "661", "661.1", "661.2" e "1661" são dedicadas aos requisitos aplicáveis aos sistemas de embalagem de plástico para produtos farmacêuticos e aos seus materiais de construção. De acordo com a monografia 1661, os produtos farmacêuticos são susceptíveis de interagir com os materiais plásticos durante o fabrico, o armazenamento e a administração **[24]**. Estas interações podem alterar as caraterísticas dos produtos, em particular a sua qualidade, eficácia, pureza e estabilidade. Os requerentes de autorizações de introdução no mercado (AIM) e os fabricantes de produtos farmacêuticos são, por conseguinte, obrigados a provar que os seus sistemas de embalagem são quimicamente adequados, ou seja, que não interagem com os produtos que contêm de forma a alterar significativamente as suas caraterísticas. Para o efeito, devem efetuar os ensaios descritos nas monografias 661.1 e 661.2, bem como os descritos nas monografias mencionadas nas duas últimas, como a monografia 87.

Além disso, a monografia 1661 especifica que a extensão dos estudos que avaliam os sistemas de embalagem em relação às interações medicamentosas varia em função de vários factores, como a via de administração, a forma do medicamento e a natureza do material de construção (**quadro V**) **[24]**.

VQuadro V: Ensaios de avaliação para sistemas de embalagem de plástico, de acordo com [25].

Nome do teste	Formas orais e tópicas[a]	Todas as outras formas
Ensaios físico-químicos		
Absorção UV	X*	X*
Acidez / Alcalinidade	X[b]	X[b]
Carbono orgânico total	X*	X*
Aspeto da solução	X*	X*

Total de fragmentos de tereftaloílo	Apenas PET e PET G[c]	Apenas PET e PET G[c]
Etilenoglicol	Apenas PET e PET G[c]	Apenas PET e PET G[c]
Testes de reatividade biológica		
Ensaios de reatividade biológica *in vitro*	---*	X*
Adequação química para utilização		
Avaliação	Testes baseados no risco	Testes baseados no risco

X* Significa que o ensaio deve ser efectuado

---* Significa que o ensaio não deve ser efectuado

[a]No caso de medicamentos líquidos aquosos para administração oral que contenham co-solventes (ou que, por qualquer razão, o medicamento seja suscetível de extrair mais substâncias dos componentes de plástico da embalagem do que a água), pode ser necessária informação adicional sobre os extractáveis.

[b]Significa que o ensaio deve ser efectuado quando o SE se destina a conter um produto líquido ou um produto a dissolver no seu recipiente antes da utilização.

[c)] PET e PET G significam, respetivamente, poli(tereftalato de etileno) e poli(tereftalato de etileno). Os ensaios de fragmentos de tereftaloílo e de etilenoglicol devem ser efectuados quando a SE é formada por um destes dois materiais.

- **Ensaios físico-químicos**

Os testes físico-químicos são essencialmente efectuados em extractos aquosos de SE. Estes devem ser enchidos com água purificada, selados e depois autoclavados **[25]**. A temperatura da autoclave deve ser aumentada para 121°C e mantida a este nível durante 30 minutos (se o ES se deteriorar a 121°C, deve ser utilizada uma temperatura mais baixa). Uma vez terminado o aquecimento, a água deve ser recuperada para ser utilizada nos diferentes ensaios.

Em geral, os testes físico-químicos permitem a identificação não específica de substâncias extraíveis de SEs de plástico **[10]**. O teste do aspeto da solução destaca a presença de substâncias extraíveis que são insolúveis numa fase aquosa, sem fornecer qualquer informação sobre a sua identidade. O teste de acidez ou alcalinidade revela a presença de substâncias extraíveis de natureza ácida ou básica, sem revelar a sua identidade. O teste do carbono orgânico total revela a presença de substâncias extraíveis de natureza orgânica. Por último, o teste de absorvância ultravioleta revela a presença de extractivos com funções aromáticas ou insaturadas nas suas estruturas, sem as elucidar.

❖ **Ensaios de reatividade biológica *in vitro***

Os ensaios de reatividade biológica a realizar com os ES de plástico são descritos na Monografia 87, intitulada "Ensaios de reatividade biológica *in vitro*" **[26]**. Estes testes são um meio de avaliar a toxicidade dos ES de plástico e as substâncias que libertam para os meios de extração. No entanto, a avaliação da toxicidade utilizando apenas estes testes é frequentemente considerada insuficiente pelas autoridades competentes **[25]**. Estes testes são exigidos para todos os produtos farmacêuticos, com exceção dos produtos orais e tópicos. São descritos três tipos de testes: o teste de difusão em ágar, o teste de contacto direto e o teste de eluição. A escolha do(s) teste(s) a efetuar depende, em particular, da natureza da SE e da sua utilização prevista. Em geral, os testes de reatividade biológica consistem em incubar ES (inteiros ou em pedaços) ou os seus extractos em recipientes contendo células de mamíferos **[26]**. Após a incubação, a resposta celular é avaliada e é-lhe atribuído um valor de acordo com a sua amplitude. Esta resposta consiste na degeneração e na deformação das células em contacto com a amostra de ES ou com o seu extrato. **O quadro VI** apresenta os graus de reatividade biológica do teste de difusão em ágar e do teste de contacto direto em função do resultado da cultura celular.

VIQuadro VI: Graus de reatividade biológica para os testes de difusão em ágar e o teste de contacto direto, de acordo com [26].

Grau	Reatividade	Descrição da zona de reatividade
0	Não	Nenhuma zona* por baixo ou à volta da amostra
1	Ligeiro	Algumas células degeneradas ou malformadas sob a amostra
2	Benigno	Área limitada sob a amostra e menos de 0,45 cm para além da amostra
3	Moderado	A zona estende-se de 0,45 a 1,0 cm para além da amostra.
4	Grave	A área estende-se por mais de 1,0 cm para além da amostra.

*Zona de inibição de cultura celular

O quadro VII apresenta os graus de reatividade biológica do ensaio de eluição. Em qualquer caso, as SE ou os seus extractos não devem induzir respostas celulares para além do grau 2.

VIIQuadro VII: Graus de reatividade biológica dos ensaios de eluição, de acordo com [26].

Grau	Reatividade	Descrição da zona de reatividade
0	Não	Grânulos intracitoplasmáticos discretos; sem lise celular
1	Ligeiro	Não mais de 20% das células são arredondadas, fracamente ligadas e sem grânulos intracitoplasmáticos; estão presentes ocasionalmente células lisadas
2	Benigno	Entre 20% e 50% das células são arredondadas e não possuem grânulos intracitoplasmáticos; não há lise celular extensa ou áreas vazias entre as células
3	Moderado	Entre 50% e 70% das camadas celulares contêm células arredondadas ou lisadas
4	Grave	Destruição quase total das camadas celulares

❖ **Avaliação da aptidão química para utilização**

De acordo com a monografia 661.2, a avaliação da aptidão química para utilização é um processo que deve ser considerado pelos fabricantes de produtos farmacêuticos quando o risco de interações prejudiciais para a qualidade do produto e/ou para a saúde do doente é elevado **[25]**. É o caso, por exemplo, dos produtos para inalação. Estes produtos contêm frequentemente substâncias activas dissolvidas ou dispersas em solventes orgânicos. Estes solventes favorecem a libertação de aditivos das SEs de plástico **[27]**. Por outro lado, os medicamentos destinados à inalação são especificamente concebidos para doentes vulneráveis devido a alterações do seu sistema respiratório. Por conseguinte, estes produtos devem ser avaliados quanto à sua adequação química para utilização.

O processo de avaliação inclui **[25]**:

- Caracterização dos materiais de construção dos sistemas de embalagem utilizando os ensaios descritos na Monografia 661.1;
- Estudos de extração realizados em sistemas de embalagem ;
- Estudos dos sais libertados pelos produtos acabados.

Os estudos de extração e salga não foram abordados na Farmacopeia dos EUA através de ensaios que especifiquem os seus procedimentos e critérios de aceitação, devido à grande diversidade de sistemas de embalagem e produtos farmacêuticos. No entanto, foram reservadas duas monografias gerais, 1663 e 1664, para definir os princípios destes estudos e fornecer recomendações sobre a sua correta realização.

3.1.1.3.Requisitos para componentes de embalagens de elastómeros

As monografias 381 e 1381 são dedicadas aos requisitos aplicáveis aos componentes de elastómeros dos sistemas de fecho de recipientes para medicamentos injectáveis (frascos para injectáveis, seringas pré-cheias, cartuchos, etc.) **[28]**. Exemplos destes componentes incluem rolhas, selos, tampas de ponta e protecções de agulhas. Tal como acontece com os EC de plástico, os EC elastoméricos não devem interagir com os produtos farmacêuticos de uma forma que possa pôr em risco os seus atributos de qualidade e desempenho (eficácia, pureza, estabilidade, etc.).

A monografia 381 descreve os ensaios que devem ser realizados nos EC de elastómeros para o comprovar. Tal como acontece com os EC de plástico, estes ensaios incluem: ensaios físico-químicos, ensaios de reatividade biológica, estudos de extração e estudos de eliminação de sal **[28]**. Os procedimentos e critérios de aceitação para os testes físico-químicos são especificados na monografia 381 e os dos testes de reatividade biológica são especificados nas monografias 87 e 88.

3.1.2. Guia para sistemas de embalagem de medicamentos e produtos biológicos

O guia de ES para medicamentos e produtos biológicos é um documento oficial publicado em 1999 nos Estados Unidos. Foi desenvolvido pelo Comité Técnico de Embalagem do Centro de Avaliação e Investigação de Medicamentos, em colaboração com o Centro de Avaliação e Investigação de Produtos Biológicos da FDA **[19]**. Este guia substitui o guia da FDA de 1987 sobre a apresentação de documentos de embalagem para medicamentos e produtos biológicos, bem como a declaração de política de embalagem publicada pelo Gabinete de Medicamentos Genéricos em 1995.

Este guia destina-se igualmente aos fabricantes. O seu objetivo é informá-los dos requisitos da FDA relativos à qualidade das embalagens farmacêuticas e dos dados que devem incluir nos seus dossiers de registo de medicamentos para provar esta qualidade e garantir a sua preservação para todos os lotes a produzir **[19]**. Por esta razão, os fabricantes que pretendam comercializar novos produtos farmacêuticos são convidados a aplicar as disposições do presente guia. No entanto, qualquer abordagem diferente da proposta no presente guia é permitida, mas pode ser rejeitada pela FDA.

De acordo com o guia, as embalagens farmacêuticas devem ter quatro propriedades essenciais **[19]**. Deve :

- Proteger corretamente o produto farmacêutico;
- Ser compatível com o produto farmacêutico;
- Construído a partir de materiais seguros;
- Funcionamento correto.

Através deste guia, a FDA também propôs a classificação dos medicamentos em categorias utilizando dois critérios: a probabilidade de ICC e o grau de preocupação associado à via de administração. A escolha destes dois critérios baseia-se em dados experimentais que indicam que:

- A probabilidade de CCI está intimamente ligada à forma do produto farmacêutico. Os produtos na forma líquida são mais susceptíveis de interagir com a sua embalagem do que os produtos na forma sólida;
- O risco que as substâncias cancerígenas combinadas representam para a saúde do doente depende da via pela qual o produto é administrado. As vias parentérica, oftálmica e inalatória são consideradas as mais críticas, ao contrário das vias oral e tópica.

O Quadro VIII apresenta as diferentes categorias de produtos farmacêuticos classificados de acordo com os dois critérios acima referidos. Esta classificação constitui a base de várias exigências do guia. Quanto mais elevada for a probabilidade de CCI e mais crítica for a via de administração, mais rigorosas serão as exigências relativas à qualidade da embalagem, aos testes a efetuar e aos dados a apresentar para comprovar essa qualidade.

VIIIQuadro VIII: Classificação dos medicamentos de acordo com o conceito FDA, baseado em[19].

Grau de preocupação associado à via de administração	Probabilidade de interações contentor-conteúdo		
	Elevado	Média	Baixa
Muito elevado	Aerossóis e soluções para inalação; injecções	Pós esterilizados e pós para injeção; pós para inalação	

	e suspensões* injectáveis		
Elevado	Soluções e suspensões oftálmicas*; pomadas e dispositivos transdérmicos; aerossóis e sprays nasais		
Baixa	Soluções e suspensões tópicas*; aerossóis tópicos e linguais; soluções e suspensões orais*.	Pós para uso tópico; pós para uso oral	Comprimi dos e cápsulas

Suspensões*: para efeitos do presente quadro, o termo suspensão refere-se a qualquer preparação farmacêutica formada por duas fases imiscíveis (um sólido num líquido ou um líquido num líquido). Por conseguinte, engloba uma vasta categoria de produtos: cremes, emulsões, géis e suspensões na aceção farmacêutica.

No presente guia, as exigências relativas às ICC figuram principalmente na secção III, reservada à qualificação e ao controlo da qualidade das embalagens, nomeadamente nos parágrafos relativos à proteção, à compatibilidade e à segurança.

3.1.2.1.Proteção

A embalagem farmacêutica deve proteger o seu conteúdo de factores susceptíveis de degradar a sua qualidade, desde o momento do fabrico até ao termo do prazo de validade **[19]**.

Estes factores são:

- Exposição à luz ;
- Exposição a gases reactivos como o oxigénio ;
- Absorção de vapor de água ;
- Perda de solvente ;
- Contaminação microbiana.

Além disso, a sensibilidade a estes factores difere de um produto para outro. Alguns produtos são fotossensíveis e/ou deterioram-se na presença de humidade. Em contrapartida, outros mantêm a sua qualidade na presença destes factores. Por conseguinte, os fabricantes são aconselhados a realizar estudos sobre os seus produtos para determinar quais destes factores têm uma influência importante nas suas qualidades. Em seguida, são obrigados a avaliar a proteção conferida pela sua embalagem contra estes factores potenciais e a incluir os resultados desta avaliação nos seus processos de registo de medicamentos. Para tal, as empresas farmacêuticas podem realizar testes USP, caso existam, como o teste de transmissão de luz, que avalia a proteção da embalagem contra a transmissão de luz. Se for caso disso, podem ser efectuados outros testes, desde que sejam comunicados às autoridades competentes os seus interesses, validações e procedimentos operacionais.

Em geral, qualquer embalagem para um produto fotossensível, independentemente da sua forma galénica, deve protegê-lo da luz **[19]**. As embalagens para formas líquidas devem protegê-las da perda de solvente. A embalagem de produtos estéreis (injectáveis, oftálmicos) deve protegê-los da contaminação microbiana. A proteção contra a penetração do vapor de água diz respeito às formas farmacêuticas sólidas (pós, comprimidos, cápsulas). Por fim, a garantia contra a penetração de gases reactivos está essencialmente reservada aos produtos líquidos administrados por via parentérica, oftálmica e por inalação.

3.1.2.2. Compatibilidade

A compatibilidade é definida nas presentes orientações como a ausência de uma interação prejudicial entre o medicamento e o seu SE que possa conduzir a uma deterioração da qualidade de qualquer um deles **[19]**. Exemplos de tais interações incluem:

- Redução da eficácia do medicamento na sequência da sorção da substância ativa ou da sua degradação por uma substância extraída do SE ;
- Redução da concentração de um excipiente devido a sorção ou degradação;
- Alterações na cor do medicamento ou SE ;
- Modificação do pH do medicamento ;
- A pressa;
- Aumento da fragilidade da SE.

Em alguns casos, a CCI só aparece após um longo período de contacto entre o produto farmacêutico e a sua embalagem **[19]**. Por conseguinte, recomenda-se que, durante os estudos de estabilidade, os fabricantes investiguem qualquer alteração na qualidade que possa ser atribuída à CCI e tomem as medidas necessárias para a corrigir.

Por outro lado, a compatibilidade entre a embalagem e os produtos farmacêuticos depende essencialmente da forma do medicamento:

- As formas líquidas são as mais susceptíveis a incompatibilidades;

- As formas sólidas destinadas a serem reconstituídas em solventes adequados imediatamente antes da utilização apresentam riscos de interações após a reconstituição;
- As formas sólidas destinam-se a ser administradas porque apresentam o menor risco de interações.

Além disso, para provar a compatibilidade da embalagem com o seu conteúdo, os testes da Farmacopeia Americana sobre embalagens farmacêuticas são frequentemente suficientes.

3.1.2.3.Segurança

No guia, a segurança da embalagem é definida pela utilização de TCs que não transferem substâncias nocivas ou quantidades elevadas de impurezas para o produto farmacêutico **[19]**. Esta propriedade é essencial para os EC em contacto direto com o produto (EC primários). No entanto, deve estar presente em qualquer outro componente a partir do qual as substâncias possam migrar para o produto, como a tinta ou os adesivos. Para demonstrar a segurança das embalagens, os fabricantes são obrigados a indicar a sua composição química completa e a adotar um dos seguintes processos, dependendo da categoria do produto:

- No caso dos produtos para inalação, recomenda-se um estudo exaustivo. Em primeiro lugar, deve ser efectuado um estudo de extração, seguido de uma avaliação toxicológica para caraterizar (identificar e quantificar) as substâncias susceptíveis de migrar para o medicamento e avaliar a sua toxicidade potencial. Em segundo lugar, os níveis de matérias extraíveis devem ser monitorizados para cada lote de produto;
- Para os medicamentos injectáveis e oftálmicos, a conformidade com as especificações USP relativas à reatividade biológica (para embalagens de

plástico e elastómeros) e à resistência hidrolítica (para embalagens de vidro) é frequentemente suficiente. Caso contrário, poderá ser mais adequado um estudo de extração seguido de uma avaliação toxicológica;

- Para outros medicamentos, a utilização de materiais de construção aprovados ao abrigo dos regulamentos relativos à embalagem de alimentos é geralmente considerada prova suficiente da segurança da embalagem.

3.2. Regulamentos europeus

3.2.1. Farmacopeia Europeia

A Farmacopeia Europeia (Ph. Eur.) é uma obra científica e técnica no domínio farmacêutico. Define os critérios de qualidade e de segurança que os medicamentos e os seus componentes devem respeitar e especifica os testes utilizados para os demonstrar. A decisão de elaborar uma Ph. Eur. remonta a 1964, quando 8 países europeus (Bélgica, França, Alemanha, Itália, Luxemburgo, Países Baixos, Suíça e Reino Unido) assinaram uma convenção sobre a harmonização das especificações relativas às substâncias medicinais e às preparações farmacêuticas, a fim de facilitar a sua circulação e distribuição na Europa **[29]**. Desde então, vários países europeus aderiram à convenção para desenvolver a Ph. Eur., formando uma comunidade de 38 membros **[30]**. Os textos da Ph. Eur. estão classificados em três categorias: capítulos gerais, monografias gerais e monografias específicas.

Os capítulos gerais tratam dos seguintes assuntos: métodos analíticos, reagentes, materiais utilizados no fabrico de recipientes e recipientes e outros assuntos diversos. As monografias tratam dos produtos farmacêuticos (preparações radiofarmacêuticas, vacinas, imunossoros, produtos homeopáticos, etc.), das substâncias activas, dos excipientes, etc.

Salvo indicação em contrário, as monografias (gerais e específicas) da Farmacopeia Europeia constituem regras técnicas oficiais de aplicação obrigatória nos territórios dos Estados contratantes **[30]**. Os capítulos gerais, por outro lado, só constituem requisitos obrigatórios se uma monografia fizer referência a eles.

Na tese de doutoramento, as ICC foram tratadas de forma implícita ou vaga, deixando ao leitor a liberdade de interpretar os textos e de conceber os seus próprios métodos de avaliação. Este assunto foi abordado no capítulo geral número três, intitulado "Materiais utilizados no fabrico de recipientes e receptáculos".

Este capítulo está subdividido em três subcapítulos, pela seguinte ordem:

- 3.1: Materiais utilizados no fabrico de contentores ;
- 3.2 : Contentores ;
- 3.3 : Recipientes para sangue humano e componentes sanguíneos, e matérias utilizadas no seu fabrico; conjuntos de transfusão e matérias utilizadas no seu fabrico; seringas.

3.2.1.1.Requisitos do subcapítulo 3.1

Este subcapítulo da Ph. Eur. é essencialmente dedicado aos polímeros utilizados no fabrico de embalagens e de alguns dispositivos médicos (tubos de nutrição parentérica). Os polímeros enumerados são o policloreto de vinilo plastificado e não plastificado, o polietileno (com e sem aditivos), o polietileno acetato de vinilo, as poliolefinas, o polipropileno e o politereftalato de etileno. Para cada polímero, a Ph.Eur. especifica os seguintes pontos **[31]**:

- **Utilização prevista**: polímero destinado ao fabrico de recipientes para preparações parentéricas, polímero destinado ao fabrico de recipientes para preparações oftálmicas, etc... ;
- **Composição qualitativa e quantitativa**: natureza dos monómeros e dos aditivos e respectivos teores;
- **Ensaios de identificação e caraterização** dos **polímeros**: identificação dos polímeros por espetrofotometria de absorção no infravermelho, identificação dos aditivos por métodos cromatográficos, caraterização dos polímeros pelos seguintes ensaios: aspeto da solução, absorvência, acidez ou alcalinidade, substâncias redutoras, elementos extraíveis, etc.

Esta secção não aborda explicitamente a questão do TPI. Pode ser deduzido das disposições seguintes **[31]** :

- Formulações de polímeros de fixação: por exemplo, o polietileno destinado ao fabrico de recipientes para preparações parenterais e oftálmicas deve ser obtido quer por polimerização do etileno na presença de catalisadores, quer por copolimerização do etileno com um máximo de 25% de alcenos superiores homólogos (C_3 a C_{10}).
- Fixação da natureza e do teor dos aditivos: tomando como exemplo o etileno destinado ao fabrico de recipientes para preparações parenterais e oftálmicas, este deve conter como aditivos: no máximo, três antioxidantes, um ou mais lubrificantes ou antibloqueadores e dióxido de titânio como opacificante (se o produto a embalar for fotossensível). Além disso, os aditivos a utilizar devem ser selecionados de entre os que constam da lista Ph. Eur., respeitando os teores nela indicados;
- Fixação do teor de elementos extraíveis (alumínio, crómio, titânio, zinco, etc.) dos polímeros;

- Os fabricantes que pretendam utilizar polímeros e aditivos diferentes dos especificados na farmacopeia devem obter a aprovação prévia das autoridades competentes;
- Os fabricantes que utilizam polímeros constantes da farmacopeia são obrigados a garantir que todos os lotes produzidos estão em conformidade com as especificações da farmacopeia.

3.2.1.2.Requisitos do subcapítulo 3.2

O subcapítulo "Recipientes" abrange os recipientes de vidro e de plástico para uso farmacêutico e os fechos de borracha para recipientes parentéricos. Os testes de identificação e caraterização para cada categoria são pormenorizados.

No que respeita às ICC, estas são abrangidas apenas pelos seguintes requisitos **[8]**:

- Recipientes e sistemas de fecho para uso farmacêutico Se libertarem substâncias para os medicamentos, as suas quantidades não devem ser tão elevadas que alterem a estabilidade dos medicamentos ou provoquem efeitos tóxicos;
- Os recipientes e os sistemas de fecho para uso farmacêutico, se forem permeáveis ou se adsorverem ou absorverem os componentes dos medicamentos, devem fazê-lo de forma não significativa;
- Os fabricantes de recipientes e sistemas de fecho devem garantir aos fabricantes de medicamentos a reprodutibilidade do processo de

produção, ou seja, não deve haver alteração da composição ou das propriedades dos recipientes (em comparação com amostras padrão);

- Os fabricantes de medicamentos devem efetuar testes de compatibilidade recipiente-conteúdo para provar a ausência de ICC prejudiciais. Estes testes incluem a pesquisa de alterações do pH, a avaliação de perdas ou ganhos devidos a uma eventual permeabilidade do recipiente ou do fecho, testes biológicos, testes químicos, etc.

3.2.1.3.Requisitos do subcapítulo 3.3

Este subcapítulo estabelece os requisitos de qualidade e segurança para três tipos de produtos:

- Recipientes para sangue humano e componentes sanguíneos: sacos e garrafas de polímero;
- Conjuntos de transfusão: tubos, filtro de sangue, câmara de gotejamento, etc. ;
- Seringas de plástico de utilização única.

As disposições seguintes são dedicadas às ICC **[32]**:

- Os materiais escolhidos para o fabrico de recipientes para sangue humano e componentes sanguíneos devem protegê-los das trocas gasosas e da libertação de substâncias que possam provocar alterações anormais no sangue ou ser tóxicas para os doentes;
- A composição dos conjuntos de transfusão é de molde a assegurar a ausência de efeitos hemolíticos.
- As tintas, colas e adesivos utilizados para marcar as seringas não devem migrar através da parede e contaminar o conteúdo. Além disso, se a parede interna das seringas for revestida com uma camada de óleo de

silicone, não deve haver qualquer excesso que possa contaminar o produto.

3.2.2. Diretrizes para embalagens de plástico imediatas

A diretriz relativa aos materiais de acondicionamento primário em plástico é um guia técnico elaborado pela Agência Europeia de Medicamentos em consulta com as autoridades competentes dos Estados-Membros da União Europeia **[33]**.

Publicada em 2005, esta diretriz especifica os documentos que devem ser anexados aos dossiers de autorização de introdução no mercado, em particular os relacionados com a embalagem primária de plástico das substâncias activas e dos produtos acabados. Define igualmente os princípios gerais de avaliação dos estudos de ICC.

As ICC são tratadas nas secções quatro, cinco e seis das presentes orientações, que são dedicadas aos estudos de extração, aos estudos de interação e à documentação toxicológica, respetivamente, bem como nos apêndices I e II.

3.2.2.1. Estudos de extração

Nesta secção, a diretriz afirma que **[34]**:

- O objetivo dos estudos de extração é caraterizar (identificar e quantificar) os aditivos presentes nos materiais feitos de plástico susceptíveis de serem extraídos por medicamentos e substâncias activas;
- Os estudos de extração envolvem a exposição de uma amostra do material de embalagem a um solvente adequado em condições de stress, para aumentar a taxa de extração. O solvente utilizado deve ter uma

capacidade de extração semelhante à da substância ativa ou do medicamento em questão;

- A realização de estudos de extração depende de uma série de factores: a via de administração, a forma do medicamento, a descrição do material na Ph. Eur. e a aprovação do material pelos regulamentos relativos à embalagem de alimentos. Para materiais não descritos na Ph. Eur. e destinados ao fabrico de recipientes para medicamentos parenterais não sólidos, oftálmicos ou inalatórios, são necessários estudos de extração. Estes são igualmente exigidos para materiais de embalagem de substâncias activas e medicamentos orais e tópicos não sólidos quando estes materiais não estão descritos nem na Ph. Eur. nem nos regulamentos relativos à embalagem de produtos alimentares.

3.2.2.2. Estudos de interação

Os estudos de interação são utilizados para avaliar a compatibilidade entre o recipiente e o conteúdo **[34]**. O seu âmbito e conceção dependem essencialmente da forma do medicamento. Os medicamentos e as substâncias activas em formas sólidas não requerem estudos de interação (os medicamentos em formas sólidas destinados a administração parentérica ou por inalação, como os liofilizados, podem, no entanto, requerer estudos de interação), dado o baixo risco de ocorrência de fenómenos de CCI nestas formas. No caso das substâncias activas e dos medicamentos em estado líquido, o risco de ICC é significativo, pelo que são necessários estudos de interação. Estes estudos devem demonstrar que não ocorreu qualquer alteração significativa da qualidade do produto farmacêutico em resultado da CHF. Os estudos de interação incluem estudos de migração e sorção.

No que respeita aos estudos sobre migração, o guia esclarece os seguintes pontos **[34]**:

- Devem ser efectuados estudos de migração durante o desenvolvimento de medicamentos, para permitir a escolha de materiais de embalagem seguros;
- São necessários quando os estudos de extração resultam em um ou mais extraíveis cujas concentrações não são suficientemente baixas para não apresentarem riscos para a eficácia, estabilidade e segurança do produto;
- Devem ser efectuados em, pelo menos, um lote da substância ativa ou do medicamento;
- São realizadas expondo o material/embalagem final à substância ativa/fármaco, em condições normais de armazenamento e utilização. Se a embalagem for constituída por películas sobrepostas de diferentes plásticos, deve avaliar-se a migração de substâncias das camadas exteriores para o produto, em função da natureza do produto e da sua utilização prevista. Além disso, deve demonstrar-se que a tinta ou os adesivos aplicados no exterior da embalagem não transferem quaisquer substâncias para o medicamento.

No que diz respeito aos estudos de sorção, a diretriz especifica que **[34]**:

- Os estudos de sorção podem ser previstos durante o desenvolvimento de um medicamento, a fim de investigar uma possível alteração da sua qualidade devido à sorção de uma substância ativa ou excipiente;
- São obrigatórios quando os estudos de estabilidade resultam numa deterioração da qualidade do medicamento que pode ser atribuída à sorção de um ou mais componentes.

3.2.2.3. Documentação toxicológica

Os dados toxicológicos sobre as substâncias detectadas durante os estudos de extração e migração devem ser anexados aos dossiês de autorização de introdução no mercado, de acordo com a sua estrutura química e conteúdo [34].

3.2.2.4. Anexos I e II

Os anexos I e II da diretriz (reproduzidos aqui nos **quadros IX, X** e **XI**) são árvores de decisão.

Estas especificam os estudos que devem ser realizados para um material/embalagem de plástico (estudo de extração, estudo de migração, estudo de sorção) e os documentos que devem ser anexados aos dossiers de autorização de introdução no mercado (informações gerais, especificações, dados toxicológicos), dependendo da forma do medicamento/substância ativa, da via de administração e de outros critérios.

IXQuadro IX: Materiais de embalagem de plástico para substâncias activas

Documentos	Substância ativa sólida	Substância ativa não sólida	
		Condição 1*	Condição 2*
Informações gerais	Sim	Sim	Sim
Especificações	Sim	Sim	Sim
Estudos de extração	Não	Não	Sim

Estudos de migração	Não	Sim	Sim
Documentação toxicológica	Não	Não	Sim

*Informações gerais: informações relativas aos materiais utilizados no fabrico da embalagem, tais como o nome químico do material, o(s) nome(s) químico(s) dos monómeros que compõem o material, o nome do fornecedor e a composição qualitativa do material, incluindo os aditivos.

*Especificações: descrição do material e das suas propriedades mecânicas e físicas, resultados de testes para identificar o material, resultados de testes para identificar os principais aditivos, etc. Estes testes são os da Farmacopeia Europeia ou são estabelecidos pelo fornecedor em conformidade com a metodologia da Ph.Eur. quando não existe uma monografia que descreva a matéria quer na Ph.Eur. quer numa farmacopeia de um Estado-Membro.

*Condição 1: o material plástico está descrito na Farmacopeia Europeia ou na farmacopeia de um Estado-Membro e/ou está incluído na legislação relativa à embalagem de produtos alimentares.

*Condição 2: o material plástico não está descrito na Farmacopeia Europeia ou na farmacopeia de um Estado-Membro e não está incluído na legislação relativa à embalagem de produtos alimentares.

XQuadro X: Materiais de embalagem de plástico para medicamentos para administração oral ou tópica

Documentação	**Formas sólidas**	**Formas não sólidas**	
		Condição 1*	**Condição 2***
Informações gerais	Sim	Sim	Sim
Especificações	Sim	Sim	Sim

Estudos de extração	Não	Não	Sim
Estudos de interação	Não	Sim	Sim
Informação toxicológica	Não	Não	Sim

*Condição 1: O material plástico está descrito na Ph. Eur. ou numa farmacopeia de um Estado-Membro e/ou está incluído na legislação relativa à embalagem de produtos alimentares.

*Condição 2: o material plástico não está descrito na Farmacopeia Europeia ou na farmacopeia de um Estado-Membro e não está incluído na legislação relativa à embalagem de produtos alimentares.

XIQuadro XI : Materiais de embalagem de plástico para medicamentos para administração injetável, oftálmica ou por inalação

Documentação	**Formas sólidas**	**Formas não sólidas**	
		Condição 1*	**Condição 2***
Informações gerais	Sim	Sim	Sim
Especificações	Sim	Sim	Sim
Estudos de extração	Não	Não	Sim
Estudos de interação	Sim (se necessário)	Sim	Sim
Informação toxicológica	Não	Não	Sim

*Condição 1: o material plástico está descrito na Farmacopeia Europeia ou na farmacopeia de um Estado-Membro e/ou está incluído na legislação relativa à embalagem de produtos alimentares.

*Condição 2: o material plástico não está descrito na Farmacopeia Europeia ou na farmacopeia de um Estado-Membro e não está incluído na legislação relativa à embalagem de produtos alimentares.

4. ESTUDOS DE CASO

No sector farmacêutico, as interações contentor-conteúdo podem ocorrer em três tipos de situações **[20]**:

- **Durante o fabrico de medicamentos:** as matérias-primas e os produtos intermédios passam por vários equipamentos (misturadores, filtros, máquinas de enchimento, etc.) antes de serem transformados em produtos acabados. Estas diferentes fases podem dar origem a ICC;
- **Durante o armazenamento de medicamentos:** uma vez fabricados, os medicamentos são embalados em SEs até serem utilizados. Durante esta fase, são consideradas as ICC;
- **Durante a administração do medicamento:** algumas formas galénicas são administradas a doentes utilizando dispositivos médicos adequados, o que pode causar ICC.

4.1. Interações entre produtos farmacêuticos e equipamento de fabrico

O equipamento de fabrico de medicamentos é constituído por peças de aço inoxidável. Embora este material tenha sido considerado inerte, apresenta alguns inconvenientes **[20]**. Para além do risco de contaminação cruzada, estas instalações são complexas e as suas fases de limpeza, esterilização e manutenção são demoradas e dispendiosas **[9]**. Esta situação levou à conceção e ao desenvolvimento de equipamentos estéreis de utilização única (também conhecidos como equipamentos descartáveis), essencialmente de plástico.

Estes novos equipamentos invadiram gradualmente a indústria farmacêutica, nomeadamente a indústria biológica. Embora tenham superado as falhas das instalações mais antigas, a sua utilização aumentou o número de incidentes de ICC **[20]**.

O equipamento descartável normalmente utilizado na produção de medicamentos biológicos inclui filtros, tubos, conectores e, finalmente, sacos, que são os mais envolvidos nos fenómenos de CCI **[9]**. Utilizados para misturar ingredientes, colher amostras, armazenar e transportar, os sacos têm vindo a substituir gradualmente os biorreactores convencionais.

Por outro lado, as bolsas são multicamadas formadas por películas sobrepostas de materiais plásticos distintos, cada uma das quais confere uma propriedade físico-química específica ao conjunto **[9]**. Enquanto a camada exterior proporciona durabilidade e resistência ao impacto, a película interior, que se destina a estar em contacto direto com os medicamentos e os seus constituintes, é geralmente feita de polietileno de baixo peso molecular, a primeira escolha dado o seu excelente perfil de compatibilidade química. Para além disso, para facilitar o processamento e aumentar a estabilidade destes polímeros, são frequentemente adicionados outros aditivos, tais como agentes de deslizamento e antioxidantes **[9]**. Os agentes deslizantes lubrificam as paredes internas das bolsas, impedindo-as de se colarem umas às outras. Os antioxidantes evitam que as bolsas se degradem sob o efeito do oxigénio atmosférico ou durante a produção (temperaturas elevadas) e o processamento (esterilização por radiação ionizante). No entanto, estes aditivos e os seus produtos de degradação são susceptíveis de migrar das películas e infiltrar-se no produto em contacto**[9]**. A este nível, podem degradar a qualidade do produto, comprometendo a sua eficácia, segurança ou mesmo o processo de fabrico.

Hammond et *al.*, num estudo sobre a cultura de células de ovário de hamster chinês (CHO) em seis biorreactores de utilização única de diferentes fornecedores (A, B, C, D, E e F), relataram a identificação de uma substância química no material que compõe os sacos, que causou alterações nas culturas celulares **[35]**.

Para analisar este acontecimento, foram incubados meios de cultura de células idênticos nas bolsas durante 3 dias a 37°C. As células CHO foram então semeadas em placas de 24 poços utilizando os mesmos meios de cultura. Após a incubação, as células vivas foram contadas com um citómetro. Os autores verificaram que, em três dos seis meios de cultura (biorreactores A, B e F), a densidade celular tinha diminuído significativamente em comparação com o controlo (células cultivadas em meios de cultura não incubados nos biorreactores).

Em segundo lugar, foram efectuadas extracções a fim de identificar qualquer substância responsável pelo efeito citotóxico observado **[35]**. Pedaços dos sacos descartáveis foram expostos à água a 50°C durante 48 horas. Os extractos foram depois analisados por cromatografia líquida de alta eficiência (HPLC).

Os resultados obtidos permitiram detetar o fosfato de bis (2,4-di-terc-butilfenilo) (bDtBPP) em três extractos das mesmas bolsas A, B e F. Esta molécula é um produto de degradação do fosfito de tris (2,4-di-terc-butilfenilo) (conhecido pela designação comercial Irgafos168) **[36]**. Trata-se de um antioxidante secundário adicionado aos polímeros para os proteger da degradação. Actua desactivando os hidroperóxidos, compostos químicos reactivos que podem formar-se quando os polímeros são processados a temperaturas muito elevadas ou durante a sua esterilização por radiação ionizante.

Este estudo concluiu que o bDtBPP, o produto de degradação do Irgafos 168, pode migrar das paredes dos bioreactores descartáveis e infiltrar-se nas culturas de células. A este nível, exerce um efeito citotóxico nas células CHO e inibe o seu crescimento mesmo a baixas concentrações (0,1 mg/L) **[36]**.

Em conclusão, a libertação de compostos citotóxicos nos meios de cultura celular representa um risco importante para a produção de medicamentos biológicos, em especial de proteínas recombinantes a partir de células CHO **[35]**. Este fenómeno está a levar os fabricantes a avaliar sistematicamente o nível de libertação de bDtBPP dos biorreactores descartáveis antes de iniciar a produção de proteínas recombinantes. Esta avaliação é crucial para garantir a segurança e a viabilidade das culturas celulares e para assegurar a qualidade dos produtos finais.

4.2. Interações entre medicamentos e embalagens

4.2.1. Casos gerais

4.2.1.1.O vidro

O vidro é um material relativamente inerte **[5]**. É compatível com a maioria dos produtos químicos, o que significa que pode ser utilizado para embalar muitos tipos de medicamentos. Além disso, caracteriza-se pelas suas propriedades de barreira. Impede a penetração de gases atmosféricos (como o oxigénio e o vapor de água) no interior do recipiente. Isto protege os produtos farmacêuticos de uma potencial degradação por oxidação ou hidrólise. O vidro também impede que substâncias voláteis escapem para a atmosfera. Como resultado, a estabilidade e a eficácia dos medicamentos são mantidas. No entanto, o vidro pode envolver-se em ICCs **[5]**. De facto, o vidro para uso farmacêutico é formado por dióxido de sílica ao qual são adicionadas várias quantidades de outros óxidos, como os óxidos de sódio, cálcio, boro, alumínio, magnésio e ferro. Com exceção do óxido de boro, que estabelece ligações fortes com o dióxido de sílica, os outros óxidos estão fracamente ligados a este último, o que lhes permite migrar livremente na rede estrutural do vidro. Como resultado, certos componentes do vidro podem ser libertados para o conteúdo. Por exemplo, o óxido de sódio pode migrar da superfície do vidro para soluções aquosas. $^{++}$A libertação ocorre através de um processo de troca iónica, durante o qual os iões de hidrogénio (da solução) se ligam ao vidro em vez dos iões alcalinos (Na , K). Como resultado, o pH do conteúdo aumenta.

Além disso, o vidro pode sofrer um fenómeno conhecido como delaminação **[5]**. De acordo com a USP, a delaminação de uma embalagem de vidro consiste no aparecimento de finas lamelas de vidro na solução do fármaco, com tamanhos que variam entre menos de 50µm e 200µm **[7]**. O aparecimento de lamelas é um indicador tardio de uma forte interação de corrosão entre o medicamento e a superfície interna do vidro. Esta interação envolve mecanismos de hidrólise e de troca iónica **[8]**. Este processo é favorecido por vários factores, nomeadamente a presença de tampões na solução do medicamento (como o citrato e o fosfato), a força iónica da solução do medicamento e os processos de fabrico, esterilização e tratamento final dos recipientes de vidro.

4.2.1.2. Plásticos

Os plásticos são os materiais mais envolvidos nas ICC. A sorção, a libertação e a permeação podem ocorrer com estes materiais em graus variáveis. No caso da sorção, os sacos de PVC têm sido os mais incriminados. Este fenómeno afectou uma série de medicamentos, incluindo a insulina, o diazepam, a amiodarona e o dinitrato de isossorbida**[11]**. Os resíduos do processo, os monómeros residuais e os aditivos são todos susceptíveis de lixiviação. No entanto, a libertação de plastificantes dos sacos de PVC é o fenómeno mais amplamente referido na literatura.

4.2.1.3. Elastómeros

Tal como os plásticos, os elastómeros estão muito envolvidos nas ICC **[5]**. Podem ser permeáveis aos gases e à humidade; podem adsorver ou absorver componentes do conteúdo (sabe-se que os conservantes têm uma grande tendência para se adsorverem aos componentes dos elastómeros) e os resíduos e aditivos sintéticos podem migrar destes materiais para os produtos em contacto (2-mercaptobenzotiazol, alumínio, nitrosaminas e zinco são lixiviáveis comuns encontrados nos componentes dos elastómeros) **[37]**.

4.2.2. Interação de um conservante com seringas pré-cheias

A água para injectáveis é o diluente de eleição para os medicamentos parentéricos. As formas multidose de baixo volume podem também conter conservantes antimicrobianos **[38]**. Estes são adicionados em quantidades mínimas para manter a estabilidade microbiológica da preparação reconstituída até à sua administração.

O álcool benzílico (BzOH), embalado em frascos de vidro, é amplamente utilizado como diluente para liofilizados de proteínas. No entanto, alguns fabricantes optaram recentemente por embalá-lo em seringas pré-cheias (**Figura 3**).

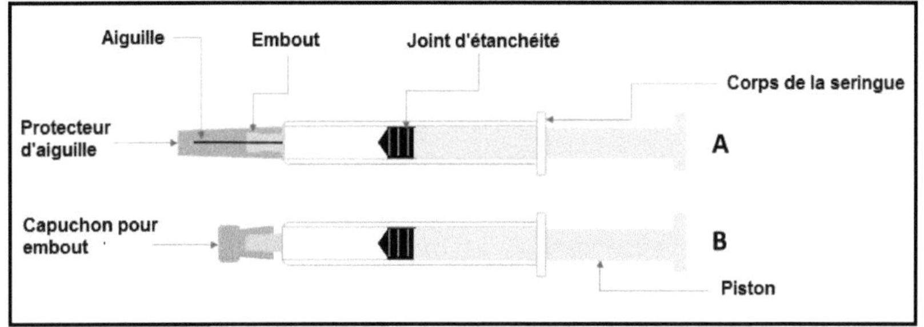

3Figura: Representação esquemática das seringas pré-cheias [38].
(A) seringa com agulha ;
(B) seringa sem agulha.

Num estudo recente sobre este assunto, Thakare et *al.* referiram que a concentração de BzOH diminuiu após 3 meses durante o seu estudo de estabilidade**[38]**. Esta constatação levou-os a investigar mais aprofundadamente o fenómeno envolvido na perda do conservante. Utilizando o diagrama de Ishikawa, analisaram todas as causas possíveis deste incidente (**Figura 4**).

Inicialmente, os autores excluíram causas relacionadas com erros de medição, método de análise, mão de obra, ambiente, polimerização e degradação do BzOH (não deteção dos produtos de degradação, nomeadamente o benzaldeído e o ácido benzoico).

Por conseguinte, as hipóteses poderiam estar ligadas à adesão do BzOH ao :

- ✓ Corpo da seringa ;
- ✓ Selo ;
- ✓ Tampa da extremidade.

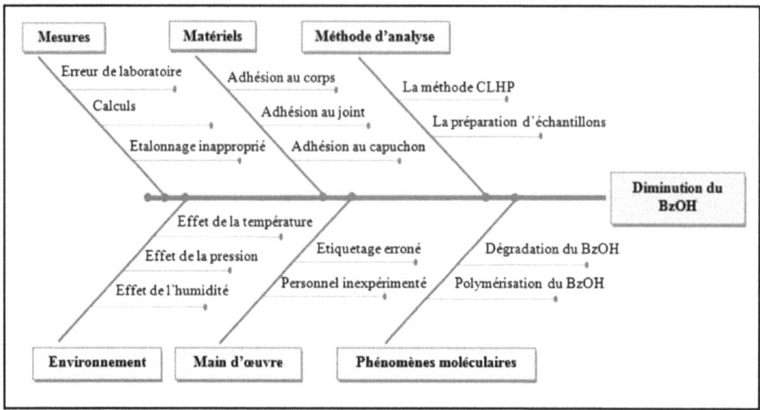

4Figura: Possíveis causas de perda de álcool benzílico, após [38]

Para avaliar a eventual aderência do BzOH ao corpo da seringa e, mais especificamente, à camada de óleo de silicone aplicada/ pulverizada na sua superfície interna, os dois produtos foram incubados durante quatro semanas a 40°C. Foi então recolhida uma amostra semanal do diluente e a sua concentração de BzOH foi determinada por HPLC. Os resultados mostraram que a concentração se manteve estável durante toda a experiência. A primeira hipótese foi, portanto, excluída.

Em segundo lugar, a equipa analisou a possibilidade de o diluente interagir com o selo da seringa. Operando nas mesmas condições, os autores registaram uma diminuição não significativa da concentração de BzOH no diluente. Embora os elastómeros sejam conhecidos por adsorverem conservantes, foram previamente revestidos com uma camada de fluoropolímero, o que ajudou a limitar o fenómeno de adsorção.

Finalmente, a equipa continuou a sua investigação e testou a última hipótese utilizando o mesmo protocolo experimental. Tendo em conta que as tampas das boquilhas são fabricadas a partir de elastómeros sem tratamento de superfície com fluoropolímero, a análise por HPLC das amostras mostrou que a concentração de BzOH diminuiu significativamente após quatro semanas (cerca de 15%). Por conseguinte, concluíram que a perda do produto foi atribuída à sua adsorção às tampas **[38]**. Mostraram também que a extensão desta interação dependia da natureza do elastómero utilizado. De facto, a quantidade de BzOH perdida variava de uma seringa para outra, simplesmente mudando a natureza do elastómero. Outros factores influenciam igualmente este fenómeno: a duração do contacto diluente/tampa, a temperatura de armazenamento e a eventual ausência da camada de fluoropolímero que cobre a tampa.

É certo que a adição de conservantes às formulações multidose ajuda a inibir a proliferação microbiana, mas estes fenómenos de adsorção podem ter consequências nefastas tanto para o produto (perda de eficácia, alteração da estabilidade, comprometimento da segurança) como para o doente (risco de infeção). Isto sublinha a importância de uma formulação rigorosa e de um controlo meticuloso das interações entre os medicamentos e as suas embalagens durante a fase de investigação e desenvolvimento.

4.2.3. Moxifloxacina colírio

A moxifloxacina (MM = 401,43 Da) é um antibiótico quinolona prescrito principalmente para o tratamento da conjuntivite bacteriana **[39]**.

Num estudo de estabilidade realizado por Gollapalli sobre esta molécula apresentada sob a forma de gotas para os olhos, foi detectada uma impureza numa percentagem de 0,3% (m/m) após 24 meses de armazenamento em condições normais de utilização **[40]**. A identificação desta impureza ainda não tinha sido estabelecida, apesar de uma extensa pesquisa bibliográfica. O autor também referiu que o espetro de UV desta impureza era semelhante ao da moxifloxacina, sugerindo que era originária da substância ativa. Além disso, esta impureza não foi detetável durante o estudo de degradação forçada envolvendo a substância ativa e a forma farmacêutica reconstituída. Esta constatação excluiu a hipótese de esta impureza ter origem na degradação da moxifloxacina.

Perante esta situação, os investigadores iniciaram um estudo para identificar esta nova impureza e elucidar o processo de formação da mesma.

Inicialmente, utilizaram a cromatografia líquida de espetrometria de massa com tempo de voo quadrupolo (LC-MS) para determinar a sua massa molar (474,2034) e sugerir a sua fórmula química ($C_{24}H_{28}FN_3O_6$).

Os autores tentaram, então, determinar a origem dessa impureza. A primeira hipótese, que sugeria a possibilidade de interação da substância ativa ou de um dos seus produtos de degradação com outro composto químico presente na matriz do fármaco (excipientes), foi excluída. Em seguida, realizaram um estudo de extração para avaliar o sistema de embalagem primária da moxifloxacina, que consiste num frasco e numa tampa de polietileno de baixo peso molecular. As amostras dos componentes da embalagem primária foram expostas a três solventes de extração diferentes: tampão de pH 3 (fosfato de sódio), tampão de pH 9 (bicarbonato de sódio) e uma mistura de etanol/água (40:60 v/v), a 50°C durante 4 dias. A análise LC-MS e GC-MS destes extractos foi utilizada para detetar o monoformato de etilenoglicol ($C_3H_6O_3$, 90,078 Da) utilizado na composição do frasco.

Para verificar o possível envolvimento desta molécula na formação da impureza em questão, os autores compararam as análises de uma solução de moxifloxacina sobrecarregada com monoformato de etilenoglicol e as de um controlo, após contacto com o frasco durante um mês.

Os resultados mostraram que a impureza estudada estava ausente na solução de controlo, ao contrário da solução que continha monoformato de etilenoglicol. A sua quantidade foi igualmente proporcional ao tempo de contacto.

Finalmente, utilizando a cromatografia líquida acoplada à espetrometria de massa em tandem, Gollapalliet *al.* conseguiram confirmar a fórmula química da impureza estudada e elucidar a sua estrutura (**Figura 5**).

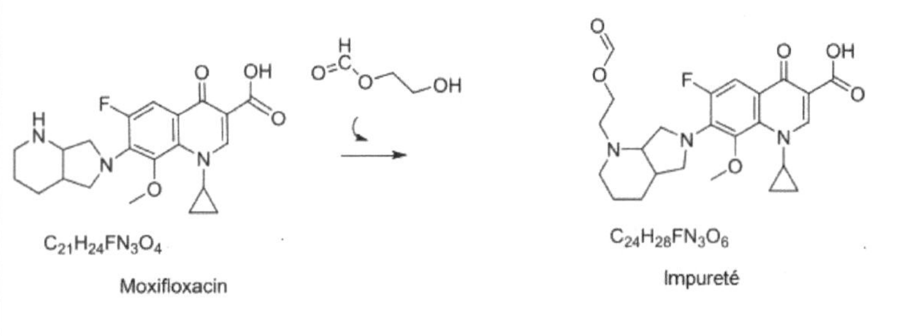

$C_{21}H_{24}FN_3O_4$

Moxifloxacin

$C_{24}H_{28}FN_3O_6$

Impureté

5Figura: Estrutura e fórmula proposta para a impureza, de [40].

Neste estudo do colírio de moxifloxacina, os investigadores demonstraram a libertação de um composto químico reativo (monoformato de etilenoglicol) da embalagem primária (polietileno). Este composto interagiu com a substância ativa, levando à formação de uma impureza não identificada anteriormente. Esta impureza tem um grupo aldeído na sua estrutura, o que suscita preocupações quanto à segurança do medicamento e à segurança dos doentes.

Por conseguinte, ao avaliar a pureza dos medicamentos, para além de procurar substâncias relacionadas e produtos de degradação, é aconselhável procurar a possível presença de sais resultantes da interação entre o conteúdo e o recipiente **[41]**

4.2.4. Casos de PRCA mediada por anticorpos

A PRCA é uma anemia normocítica normocrómica grave, hereditária ou adquirida [42]. No início dos anos 90, foram notificados casos esporádicos em doentes com doença renal crónica (DRC) [43]. Desde então, o número de casos detectados aumentou consideravelmente a partir de 1998, atingindo um pico em 2002.

As primeiras investigações realizadas suspeitaram da epoetina alfa, uma proteína recombinante sintetizada por células CHO, estruturalmente idêntica à hormona humana (eritropoietina), que imita a sua ação e estimula a produção de glóbulos vermelhos na medula óssea. ®De facto, os doentes que desenvolveram a doença tinham recebido anteriormente esta molécula, nomeadamente o EPREX do laboratório Janssen [43]. Além disso, estudos farmacológicos confirmaram que a toma desta especialidade tem

Induz uma reação imunológica que resulta na síntese de anticorpos anti-eritropoietina [43]. Estes anticorpos neutralizam não só o fármaco epoetina, mas também a eritropoietina endógena, levando a uma redução grave dos precursores dos glóbulos vermelhos medulares e causando assim anemia. Este efeito secundário foi designado por "eritroblastopenia mediada por anticorpos" (EMA).

® Além disso, foram iniciadas investigações sobre o processo de fabrico do EPREX (embalado em seringas pré-cheias ou frascos de vidro), a fim de explicar a imunogenicidade deste medicamento [44]. A análise por HPLC do produto acabado revelou a presença de picos adicionais que não correspondiam à substância ativa, aos excipientes ou aos seus produtos de degradação. A espetrometria de massa foi utilizada para detetar substâncias orgânicas que tinham migrado dos selos das seringas pré-cheias. Os investigadores sugeriram que este fenómeno poderia ser promovido pelo polissorbato 80, um excipiente estabilizador conhecido pela sua capacidade de promover a libertação de substâncias dos plásticos e elastómeros. ®O polissorbato tem sido incluído na formulação do EPREX desde 1998, altura em que se registou um aumento acentuado dos casos de eritroblastopenia. Com base nos resultados obtidos, Boven et *al.* decidiram realizar um estudo retrospetivo dos casos notificados de eritroblastopenia durante o período de 1 de janeiro de 1989 a 30 de junho de 2004, com o objetivo de confirmar estas hipóteses **[43]**. Após a recolha de dados relacionados com a formulação junto do fabricante, e de relatos deste acontecimento adverso por parte de médicos, farmacêuticos e doentes que desenvolveram a EMA, a análise foi efectuada utilizando os seguintes critérios **[43]** :

- ®A especialidade do medicamento: EPREX ou outra especialidade ;
- Via de administração: subcutânea (SC) ou intravenosa (IV);
- Tipo de embalagem: seringas ou frascos pré-cheios ;
- A natureza do excipiente estabilizador: polissorbato 80 ou albumina de soro humano.

No final desta análise, Boven et *al.* constataram que **[43]** :

- Durante o período de 1 de janeiro de 1989 a 30 de junho de 2004, foram notificados 217 casos de EAM em doentes com DRC, com uma incidência notável em 1998. ®®Para além disso, apenas 183 doentes foram tratados exclusivamente com EPREX , enquanto 23 receberam EPREX juntamente com outra especialidade durante o seu tratamento, antes do início da PRCA.
- ®Dos 206 doentes tratados com EPREX , 192 receberam-no sob a forma de injecções SC, 9 receberam administração SC e IV, enquanto que para

os restantes 5 doentes, a via de administração não foi mencionada. ®De notar também que não foram registados casos de AME quando o EPREX foi administrado exclusivamente por via IV.

- ®Dos 206 doentes tratados com EPREX , 183 receberam o tratamento sob a forma de seringas pré-cheias. Os dados relativos aos restantes não estavam disponíveis.
- ®Dos 206 doentes tratados com EPREX , 196 utilizaram uma formulação que continha polissorbato 80 como estabilizador. Nos restantes, o estabilizador utilizado foi a albumina de soro humano.

®Perante estas observações, os autores concluíram que a EMA associada ao EPREX é uma patologia multifatorial **[43]**. No entanto, um dos factores que contribuiu significativamente para o seu aparecimento foi a libertação de substâncias orgânicas da embalagem primária (selos das seringas pré-cheias). Estas substâncias, cuja libertação é promovida pelo excipiente polissorbato 80, parecem potenciar a imunogenicidade do fármaco em doentes com DRC que recebem terapêutica SC. ®Assim, a administração de EPREX por via intravenosa, a utilização de albumina sérica humana como estabilizador e a aplicação de um revestimento nos selos poderiam evitar a eritroblastopenia iatrogénica.

4.3. Interações entre medicamentos e dispositivos médicos

Os dispositivos médicos abrangem uma vasta gama de produtos que desempenham funções específicas, tais como **[45]** :

- Diagnóstico de doenças ;
- Controlo do desenvolvimento de doenças ;
- Tratamento ou alívio de uma doença;
- Substituição de uma estrutura anatómica;

- Substituição de uma função fisiológica;
- Exame de amostras do corpo humano (sangue, tecidos, etc.).

Ao contrário dos medicamentos, os DM actuam no corpo humano através de outros mecanismos que não os farmacológicos, imunológicos ou metabólicos**[45]**

Graças às técnicas cirúrgicas inovadoras e ao diagnóstico e monitorização precoces das doenças, a utilização de dispositivos médicos revolucionou a gestão dos doentes que sofrem de doenças agudas ou crónicas **[46]**. Atualmente, embora estejam omnipresentes no percurso dos cuidados de saúde, os dispositivos médicos não são isentos de riscos, tendo ocorrido numerosos eventos adversos desde o início da sua utilização, em especial as ICC. Estes artigos, de diferentes tipos e materiais, podem interagir com medicamentos e produtos biológicos, nomeadamente sangue e derivados, expondo os doentes a situações perigosas. Do mesmo modo, procedimentos como infusão de medicamentos, transfusão de sangue, nutrição parentérica, diálise e assistência respiratória são os mais frequentemente envolvidos **[47]**

Os dispositivos médicos que contêm PVC foram os primeiros a ser descritos em contextos de ICC. Devido às suas propriedades físico-químicas (flexibilidade, estabilidade), à sua disponibilidade e à sua relação custo-eficácia, este material é utilizado no fabrico de tubos **[47]**. Os casos de sorção de medicamentos pelos tubos de PVC e os casos de libertação de substâncias tóxicas do PVC (cujo plastificante é o ftalato de bis(2-etil-hexilo) (DEHP)) foram amplamente descritos, tanto na população neonatal como em adultos. Atualmente, o PVC e, em especial, o DEHP estão cada vez menos presentes nas ICC, dadas as restrições à sua utilização devido às suas propriedades CMR (carcinogénicas, mutagénicas e tóxicas para a reprodução) **[45,46]**. Por conseguinte, foram substituídos por outros materiais mais compatíveis com os medicamentos e os produtos biológicos.

4.3.1. Casos de sorção reversível de imunossupressores por cateteres venosos centrais

Um cateter venoso central (CVC) é um dispositivo médico invasivo concebido para ser inserido por via percutânea numa veia de grande calibre, como a veia jugular interna, a veia subclávia ou a veia femoral [48]. O CVC é indicado numa variedade de situações, incluindo :

- **A administração de fármacos veno-agressivos**, como vasopressores, quimioterapia ou soluções hipertónicas, que devem ser administrados em veias de grande calibre para evitar danificar os vasos;
- **Transfusão em massa de sangue** e **de** produtos sanguíneos em situações em que é essencial um acesso rápido e eficaz;
- **Nutrição parentérica** para doentes incapazes de absorver nutrientes através do trato digestivo;
- **Casos de capital venoso periférico insuficiente**, quando o acesso periférico é contraindicado ou difícil;
- **Monitorização de parâmetros hemodinâmicos**, como a pressão venosa central, para avaliar o estado circulatório do doente;
- **A colheita frequente de sangue** facilita a análise sem necessidade de punção venosa periférica repetida.

A inserção e manutenção de um CVC expõe os doentes a uma série de riscos, incluindo obstrução do cateter, trombose, infeção relacionada com o cateter, embolia gasosa e rutura do dispositivo [48]. Estes riscos são bem conhecidos dos profissionais de saúde, que estão familiarizados com as medidas preventivas e os protocolos a seguir em caso de complicação. No entanto, outros riscos relacionados ao CVC, particularmente aqueles associados à ICC, também foram identificados. Entre estes, foram registados casos de **sorção de fármacos pelo cateter**. Este fenómeno, que resulta na adsorção do fármaco pelas paredes do cateter, tem conduzido não só à perda da quantidade de fármaco administrado, mas também a erros na medição da sua concentração plasmática, comprometendo a eficácia do tratamento e a precisão da monitorização terapêutica.

Um estudo demonstrou que a sorção de ciclosporina e tacrolimus pelos CVCs resultou em concentrações plasmáticas falsamente elevadas destes fármacos **[49]**. Estes fármacos, imunossupressores da classe dos inibidores da calcineurina, são indicados principalmente para prevenir e tratar a rejeição de transplantes de órgãos e células estaminais **[50]**. A sua eficácia depende da manutenção rigorosa das suas concentrações plasmáticas dentro de um intervalo terapêutico estreito. Qualquer variação na dosagem, seja por sobredosagem ou subdosagem, expõe os doentes a riscos potencialmente graves e mesmo fatais. Estes riscos incluem toxicidade renal, hipertensão, infecções graves, rejeição do enxerto e doença do enxerto contra o hospedeiro.

Hacker et *al* **[49]** realizaram um estudo sobre o fenómeno de sorção reversível da ciclosporina e do tacrolimus pelos cateteres venosos centrais (CVC), motivados pela descoberta de uma diferença acentuada entre as concentrações de tacrolimus medidas em amostras de sangue colhidas através de um CVC e por punção venosa. Neste caso específico, o cateter tinha sido utilizado para administrar tacrolimus ao doente antes da colheita de sangue. A concentração medida na amostra colhida através do CVC foi de 86 µg/L, enquanto a obtida por punção venosa foi de apenas 2,9 µg/L.

Em primeiro lugar, a equipa de investigação realizou um estudo *in vitro* para analisar a sorção da ciclosporina e do tacrolimus nos CVC **[49]**. Simularam a administração intravenosa destes medicamentos através dos CVC e reproduziram o processo de extração de sangue destes dispositivos. O estudo envolveu três tipos de CVC: poliuretano, silicone e poliuretano com incorporação de um agente antimicrobiano. Os investigadores infundiram soluções de ciclosporina e tacrolimus através destes CVCs durante 6 horas para a ciclosporina e 22 horas para o tacrolimus, com concentrações iniciais de 2,5 g/L e 40 mg/L, respetivamente. No final de cada infusão, foram colhidas amostras de sangue simuladas através da injeção de plasma fresco congelado através dos cateteres. Em seguida, cada cateter foi lavado com uma solução de cloreto de sódio (NaCl) e foram colhidas amostras após cada lavagem para medir os resíduos do fármaco.

Paralelamente, Hacker et *al.* realizaram um estudo prospetivo *in vivo* **[49]** com 15 doentes hospitalizados, com idades compreendidas entre os 22 e os 68 anos, a receber tratamento com ciclosporina ou tacrolimus após transplante de células estaminais. Doze doentes estavam a receber ciclosporina e três tacrolimus. Os medicamentos foram administrados diariamente por infusão através de um CVC durante um período de 22 horas, seguido de lavagem com 50 ml de solução de NaCl durante 2 horas. Após cada enxaguamento com NaCl, foram colhidas amostras de sangue para avaliar as concentrações de imunossupressores. Para cada doente, foram colhidas duas amostras separadas: uma diretamente do CVC utilizado para infundir o fármaco e a outra por punção venosa, a fim de comparar as concentrações obtidas pelos dois métodos de amostragem. Em ambas as partes do estudo (*in vitro* e *in vivo*), as concentrações de ciclosporina e tacrolimus foram medidas em duplicado, utilizando cromatografia líquida de alta eficiência-espetrometria de massa.

No estudo *in vitro*, amostras de plasma fresco congelado, colhidas após passagem por CVCs utilizados para infusão de ciclosporina ou tacrolimus, revelaram concentrações variáveis desses fármacos (variando de 260 a 17.000 µg/L para ciclosporina e de 93 a 395 µg/L para tacrolimus) **[49]**. Todos os tipos de cateteres testados mostraram uma capacidade de adsorver e depois libertar estes fármacos no plasma, com um fenómeno particularmente marcado nos CVC de silicone em comparação com os CVC de poliuretano, quer convencionais quer equipados com um agente antimicrobiano. Além disso, apesar das sucessivas lavagens dos CVC com NaCl, as concentrações de tacrolimus nas amostras simuladas diminuíram, mas permaneceram detectáveis, mesmo após a utilização de grandes volumes de NaCl (até 24 L).

Para os estudos *in vivo*, as concentrações de ciclosporina e tacrolimus medidas em amostras de sangue obtidas através de CVCs e punção venosa estão resumidas **no Quadro XII**.

Nos doentes 1 a 11, as concentrações plasmáticas de ciclosporina medidas em amostras de sangue colhidas através de CVC foram 6,7 a 22 vezes superiores às obtidas por punção venosa **[49]**. Nos doentes 12 e 13, tratados com tacrolimus, as concentrações plasmáticas foram, respetivamente, 150 e 116 vezes mais elevadas nas amostras colhidas por CVC do que nas colhidas por punção venosa. Finalmente, nos doentes 14 e 15, nos quais o tratamento foi substituído por via oral ou suspenso, as concentrações plasmáticas medidas através dos CVC mantiveram-se 3 vezes superiores às obtidas por punção venosa.

XIITabela XII: Concentrações plasmáticas de ciclosporina e tacrolimus em amostras colhidas através de CVC e por punção venosa, de acordo com [49].

Doente	Medicamento administrado	Concentração do fármaco na amostra (µg/L)	
		Punção venosa	Através do HVAC
Doente 1	Ciclosporina	235	2490
Doente 2	Ciclosporina	96	2110
Doente 3	Ciclosporina	249	4410
Doente 4	Ciclosporina	144	2255
Doente 5	Ciclosporina	172	1615
Doente 6	Ciclosporina	138	1460
Doente 7	Ciclosporina	192	1755
Doente 8	Ciclosporina	248	1655
Doente 9	Ciclosporina	199	1990
Doente 10	Ciclosporina	198	1635
Doente 11	Ciclosporina	229	1930
Doente 12	Tacrolimus	5,1	767
Doente 13	Tacrolimus	6,1	705
Doente 14*	Ciclosporina	296	895
Doente 15	Tacrolimus	12,9	37

Doente 14*: a perfusão de ciclosporina foi interrompida neste doente e substituída por administração oral. Foram colhidas amostras de sangue 3 dias após o início do tratamento oral.

Doente 15*: este doente tinha recebido uma dose única de tacrolimus, após o que o tratamento foi suspenso devido a concentrações plasmáticas elevadas. As amostras de sangue deste doente foram colhidas 3 dias após a suspensão do tratamento.

Os resultados dos estudos *in vitro* e *in vivo* são consistentes e confirmam a hipótese inicial de que os CVC, independentemente do seu material de construção, adsorvem ciclosporina e tacrolimus **[49]**. Esta adsorção é reversível, o que significa que os fármacos são gradualmente libertados nos fluidos que atravessam os cateteres, mesmo vários dias após a administração do tratamento. No caso da colheita de sangue para monitorizar as concentrações plasmáticas destes fármacos, o fenómeno de adsorção/dessorção ao nível do cateter conduz a leituras de concentrações plasmáticas falsamente elevadas. Perante estas concentrações artificialmente elevadas dos inibidores da calcineurina, os médicos podem ter de reduzir as doses administradas, o que representa um risco de subdosagem do medicamento. No caso dos imunossupressores, a subdosagem pode ter consequências graves, como a doença do enxerto contra o hospedeiro ou a rejeição do enxerto, nomeadamente no caso de transplantes de órgãos sólidos. Estes resultados sublinham a importância de ter em conta o impacto da sorção de medicamentos nos CVC para evitar erros de dosagem e garantir a segurança dos doentes.

Hacker et *al* **[49]** recomendaram que a amostragem de sangue por punção venosa deve ser preferida para evitar o viés devido à sorção do medicamento nos CVCs. Outra alternativa para monitorizar as concentrações plasmáticas de ciclosporina é a utilização de um cateter multi-lúmen. Este tipo de cateter, que possui vários canais, permite a administração simultânea de vários fármacos, incluindo os incompatíveis, por vias separadas. Neste contexto, a equipa recomenda a recolha de amostras de sangue por uma via diferente da utilizada para a administração do fármaco, de forma a minimizar o potencial impacto da sorção nos resultados da concentração plasmática.

4.3.2. Adsorção de antibióticos no circuito de oxigenação por membrana extracorporal

A oxigenação por membrana extracorporal (ECMO) é uma técnica de suporte de vida de último recurso utilizada em unidades de cuidados intensivos para tratar doentes que sofrem de insuficiência respiratória ou cardíaca grave **[51]**. Nestes casos, a ECMO é instalada para substituir temporariamente os órgãos em falência e permitir o seu repouso, com o objetivo de recuperar as suas funções numa data posterior.

De um modo geral, a ECMO consiste em oxigenar o sangue fora do organismo. Este processo envolve o transporte de sangue venoso rico em dióxido de carbono (CO_2) para o circuito de ECMO, a passagem do sangue através de uma membrana que actua como os alvéolos pulmonares, oxigenando-o e eliminando o CO_2, o reaquecimento do sangue oxigenado e finalmente a sua devolução ao doente **[51]**. Estas diferentes etapas são realizadas por diversos acessórios, nomeadamente :

- A bomba de sangue, que faz circular o sangue no circuito e regula o seu fluxo;
- Cânulas endovasculares: são inseridas em grandes vasos para permitir a transferência de sangue do corpo para o circuito (cânula de drenagem) e vice-versa (cânula de retorno);
- A membrana de oxigenação ou membrana de troca gasosa, que oxigena o sangue e elimina o CO_2 ;
- O permutador de calor, que aquece o sangue oxigenado e faz baixar a sua temperatura para a do corpo;
- A tubagem que faz circular o sangue nos vários compartimentos do circuito.

Graças à ECMO, foram salvos doentes em situações críticas. No entanto, a utilização desta técnica expõe-nos a elevados riscos de infeção. De facto, a taxa de mortalidade ligada às infecções associadas à ECMO atingiu 68% **[52]**. Como resultado, esta técnica requer o uso de bioterapias pesadas. As moléculas mais frequentemente utilizadas incluem o fluconazol e o voriconazol como agentes antifúngicos e a vancomicina como antibiótico.

O sucesso do tratamento anti-infecioso depende da escolha do agente anti-infecioso e da seleção da dose adequada **[53]**. Esta última pode ser influenciada pelos factores patológicos do doente e pela DM em contacto com o mesmo. Foi demonstrado que a ECMO pode levar a alterações nos parâmetros farmacocinéticos dos fármacos, aumentando o volume de distribuição e modificando a depuração. Para além disso, os fármacos podem ser adsorvidos pelos vários dispositivos do circuito, reduzindo a dose administrada ao doente. Esta adsorção é influenciada por vários factores: a natureza dos componentes, a duração da técnica e as propriedades físico-químicas dos fármacos.

Conscientes deste fenómeno e das suas repercussões para os doentes, por um lado, e da escassez de dados e recomendações a ele referentes, por outro, Raffaelli et *al.* realizaram um estudo com o objetivo de elucidar o impacto da ECMO nas quantidades de voriconazol e vancomicina administradas aos doentes **[54]**

O estudo, realizado *in vitro*, envolveu a instalação de nove circuitos fechados de ECMO para adultos, crianças, bebés e recém-nascidos. Os circuitos foram ligados a sacos de sangue e mantidos durante 24 horas em condições fisiológicas.

Em primeiro lugar, o sangue foi circulado através dos circuitos a caudais e volumes variáveis, na presença de heparina para evitar a coagulação. Em seguida, o voriconazol e a vancomicina foram injectados em quantidades diferentes. Foram então colhidas amostras de sangue para monitorizar as alterações nos níveis destes anti-infecciosos (T_0, $T_{(2min)}$, $T_{(10min)}$, $T_{(30min)}$, $T_{(180min)}$, $T_{(360min)}$ e T_{24h} correspondentes ao fim da experiência) **[54]**

Após a centrifugação, os sobrenadantes do plasma das várias amostras foram recolhidos em frascos de polipropileno selados com tampas de polietileno. As concentrações plasmáticas de anti-infecciosos foram medidas por LC-MS **[54]**

Foram analisadas 72 amostras (8 para cada circuito).

No seu relatório final, os autores mencionaram que, após 24 horas de circulação no circuito, as percentagens médias de recuperação eram de 20% e 62% para o voriconazol e a vancomicina, respetivamente **[54]**. Por outras palavras, entre 38% e 80% do produto foi retido (adsorvido) pelo circuito. Ao contrário do voriconazol, em que o fenómeno era estável nas diferentes categorias de circuitos, a adsorção dependia do circuito para a vancomicina. Segundo Raffaelli et *al.*, esta diferença deve-se principalmente às propriedades físico-químicas das duas moléculas: o voriconazol é altamente lipofílico, enquanto a vancomicina é hidrofílica. Este fenómeno expõe os doentes a concentrações subterapêuticas e, consequentemente, ao insucesso terapêutico e à resistência microbiana. Assim, os autores recomendam a realização de monitorização farmacológica terapêutica aquando do início do tratamento com vancomicina ou voriconazol em doentes submetidos a ECMO, de forma a ajustar a dose se necessário, sugerindo, no caso do voriconazol, o aumento da dose administrada.

4.3.3. Casos de libertação de bisfenol A durante a diálise

O 2,2-bis (4-hidroxifenil) propano, vulgarmente conhecido como Bisfenol A (BPA), é um composto orgânico omnipresente que se encontra numa vasta gama de produtos de consumo diário **[55]**. O BPA é utilizado principalmente no fabrico de termoplásticos e plásticos termoendurecíveis, como o policarbonato, a polissulfona e as resinas epoxídicas. Estes materiais são depois utilizados para produzir embalagens de alimentos (latas, garrafas, latas, etc.), dispositivos médicos, brinquedos, aparelhos electrónicos e muitos outros produtos de uso diário.

No entanto, foi demonstrado que o BPA pode migrar dos materiais que o contêm e acumular-se em produtos de contacto, como os géneros alimentícios **[55]**. Quando são consumidos produtos contaminados com BPA, este acumula-se no organismo e pode causar efeitos tóxicos. A investigação demonstrou que o BPA tem atividade endócrina, que pode ser responsável por várias perturbações, como anomalias hepáticas, respiratórias e da tiroide, bem como problemas cognitivos e comportamentais. Foi também associado a patologias graves como a obesidade, a diabetes e certos cancros, bem como a anomalias no desenvolvimento embrionário. Mais recentemente, estudos revelaram que os níveis sanguíneos de BPA estão correlacionados com um risco acrescido de desenvolver insuficiência renal crónica.

As autoridades competentes tomaram medidas em resposta aos riscos que o BPA representa para a saúde humana **[55]**. Este composto foi classificado pela Agência Europeia dos Produtos Químicos como um desregulador endócrino, o que levou a restrições à sua utilização em todo o mundo. Por exemplo, na União Europeia:

- Em 2011, foi introduzida uma proibição da utilização de BPA no fabrico de biberões de policarbonato;
- Em 2013, esta proibição foi alargada ao fabrico de recipientes de policarbonato destinados à alimentação de bebés e crianças com menos de 3 anos de idade;
- Em 2023, a Autoridade Europeia para a Segurança dos Alimentos (EFSA) reduziu significativamente a ingestão diária tolerável de BPA de 4 µg/kg/dia para 0,2 ng/kg/dia, uma redução por um fator de 20.000.

No entanto, a utilização de BPA em dispositivos médicos não foi restringida, apesar das recomendações para o efeito **[55]**. Em 2016, o Comité Científico Europeu dos Riscos para a Saúde Emergentes e Recentemente Identificados recomendou a substituição do BPA por outras substâncias no fabrico de dispositivos médicos para bebés, unidades de cuidados intensivos e tratamentos de diálise. No entanto, o BPA ainda está presente nestas diferentes categorias de dispositivos. Os dispositivos de diálise, em particular, estão a causar preocupação na comunidade científica, uma vez que os doentes que sofrem de insuficiência renal crónica e recebem tratamento de diálise são considerados os mais vulneráveis aos efeitos tóxicos do BPA.

Num estudo recente, um grupo de investigadores procurou confirmar a sobre-exposição de doentes em diálise a desreguladores endócrinos, em particular o BPA **[56]**. A equipa começou por comparar os níveis sanguíneos de BPA entre três grupos de participantes:

- Grupo 1: 64 doentes com doença renal em fase terminal em diálise;

- Grupo 2: 36 doentes com doença renal em fase terminal que não estão a fazer diálise;
- Grupo 3: 24 voluntários saudáveis.

A concentração de BPA no sangue foi medida utilizando cromatografia líquida de desempenho ultra elevado associada a espetrometria de massa em tandem **[56]**. Os resultados mostraram que o BPA foi detectado nas amostras de sangue de todos os doentes do grupo 1 (doentes em diálise), bem como em cerca de 50% dos participantes nos grupos 2 (doentes sem diálise) e 3 (voluntários saudáveis). Além disso, as concentrações plasmáticas de BPA eram significativamente mais elevadas nas amostras de sangue dos pacientes do grupo 1, com níveis 22,5 vezes superiores aos dos voluntários saudáveis e 1,4 vezes superiores aos dos pacientes do grupo 2. Com base nisto, Cambien et *al.* concluíram que os doentes com DRC estão mais expostos ao BPA do que os indivíduos saudáveis e que, entre estes doentes, os que fazem diálise são os que estão mais expostos.

Para avaliar o impacto da diálise nas concentrações plasmáticas de BPA, Cambien et *al* **[56]** mediram os níveis de BPA antes e depois de uma sessão de diálise. Os resultados mostraram que as concentrações plasmáticas de BPA não se alteraram significativamente, sugerindo que a diálise não remove eficazmente o BPA do sangue. Vários factores podem explicar este fenómeno:

- **O peso molecular do BPA**: Sendo uma molécula de baixo peso molecular, parte do BPA filtrado pode ser reabsorvido no sangue durante a diálise.

- **Ligação do BPA à albumina**: Como uma parte do BPA está ligada à albumina, não pode passar através da membrana de filtração do dialisador.
- **A ubiquidade do BPA**: O BPA está presente em vários componentes do dialisador, tais como filtros, caixas, dialisante e fluido de substituição. Como resultado, podem ser introduzidas quantidades adicionais de BPA no sangue durante a diálise, compensando quaisquer perdas devidas à filtração.

Posteriormente, Cambien et *al* **[56]** avaliaram o impacto dos materiais de construção dos dialisadores nas concentrações de BPA no plasma. Verificaram que a presença de polissulfona nos filtros dos dialisadores conduzia a um aumento destas concentrações. A polissulfona é bem conhecida pela sua capacidade de libertar BPA, enquanto materiais como a celulose e o polinefrónio têm propriedades de libertação inferiores, reduzindo assim a exposição ao BPA.

Em conclusão, os doentes com insuficiência renal em fase terminal tratados por hemodiálise são particularmente vulneráveis à exposição a desreguladores endócrinos, nomeadamente ao BPA, em comparação com a população em geral. Esta sobre-exposição resulta não só da incapacidade dos rins para eliminar eficazmente esta substância, mas também da introdução contínua de BPA durante as sessões de diálise, devido aos materiais utilizados nas máquinas de diálise e à persistência desta molécula na sua corrente sanguínea.

CONCLUSÃO

As interações recipiente-conteúdo são fenómenos físico-químicos críticos que ocorrem em vários domínios, incluindo o dos produtos farmacêuticos. Estas interações constituem uma ameaça para a qualidade, a eficácia, a estabilidade e a segurança dos medicamentos, comprometendo assim a sua integridade terapêutica.

Nesta tese, começámos por analisar os mecanismos das CCI, mostrando que estas se manifestam através de diferentes tipos de transferência de substâncias (sorção, libertação, permeação), cada uma delas influenciada por factores relacionados com o recipiente, o conteúdo e as condições de utilização. Em seguida, explorámos as exigências regulamentares desenvolvidas a nível internacional para limitar estas interações, destacando os contributos das farmacopeias europeia e americana e das diretivas que visam enquadrar e melhorar a avaliação das embalagens farmacêuticas. Por fim, estudamos casos concretos de CCI em cada etapa do ciclo de vida dos medicamentos, mostrando que materiais como os plásticos e os elastómeros são os mais propícios a estes fenómenos.

Apesar dos avanços significativos no fabrico de materiais e da implementação de estratégias de avaliação precoce, as ICC continuam a ser um desafio para a indústria farmacêutica. No entanto, os esforços preventivos reduziram significativamente a frequência e o impacto de certas interações, enquanto técnicas analíticas cada vez mais poderosas permitem uma melhor deteção e compreensão das ICC.

O futuro da investigação e da prática das ICC parece promissor graças aos avanços tecnológicos, nomeadamente com a integração crescente de modelos preditivos baseados na inteligência artificial. Estes modelos permitem antecipar com maior precisão e rapidez as possíveis interações entre medicamentos e materiais, reduzindo a necessidade de recorrer exclusivamente aos protocolos experimentais tradicionais. À medida que estes métodos preditivos se tornam mais precisos, o sector poderá não só melhorar a segurança e a qualidade dos produtos farmacêuticos, mas também otimizar os processos de conceção e validação dos recipientes.

Em última análise, embora as ICC continuem a ser uma realidade complexa de gerir, o desenvolvimento de novas abordagens à simulação e análise em tempo real, combinadas com materiais inovadores, aponta para um futuro em que as interações nocivas poderão ser quase totalmente antecipadas e controladas. O sector farmacêutico está, assim, no início de uma era de gestão mais proactiva das ICC, baseada em tecnologias de previsão e numa colaboração mais estreita entre investigadores, fabricantes e autoridades reguladoras. Estes esforços colectivos garantirão uma melhor proteção dos doentes, promovendo simultaneamente uma inovação responsável e eficaz nas embalagens farmacêuticas.

REFERÊNCIAS BIBLIOGRÁFICAS

1. Laschi A, Senhal N, Alarcon A, Barcelo B, Caire-Maurisier F, Delaire M, et al. Interação contentor-conteúdo. II. Metodologia. STP Pharma Pratiques. 2007;17:143-60.
2. Royce A, Sykes G. Perdas de bacteriostáticos de injecções em recipientes fechados com borracha. J Pharm Pharmacol. 1957;9:814-22.
3. Moorhatch P, Chiou WL. Interações entre medicamentos e sacos de plástico para fluidos intravenosos. I. Estudos de sorção em 17 fármacos. Am J Hosp Pharm. 1974;31:72-8.
4. Cuadros-Rodríguez L, Lazúen-Muros M, Ruiz-Samblás C, Navas-Iglesias N. Substâncias lixiviáveis de materiais plásticos em contacto com medicamentos. Estado da arte e revisão das abordagens analíticas actuais. Int J Pharm. 2020;583:119332.
5. Murdan S. Embalagem e estabilidade de produtos farmacêuticos. In: Aulton ME, Taylor KMG, editores. Pharmaceutics: The design and manufacture of medicines. 5th ed. Londres: Elsevier; 2018. p. 820-35.
6. Swift R, Schaut R, Flynn CR, Asselta R. Recipientes de vidro para produtos parentéricos. Em: Nema S, Ludwig JD, editores. Parenteral medications. 4th ed. Nova Iorque: CRC Press; 2019. p. 425-47.
7. Farmacopeia dos Estados Unidos. Capítulo Geral ⟨1660⟩: Avaliação da durabilidade da superfície interna de recipientes de vidro. Em: Farmacopeia dos Estados Unidos e Formulário Nacional. Rockville: USP; 2024.

8. Direção Europeia da Qualidade dos Medicamentos e Cuidados de Saúde. Recipientes. In: Farmacopeia Europeia. 10.ª ed. Estrasburgo: EDQM; 2019. p. 491-499.
9. Waxman L, De Grazio FL, Vilivalam VD. Embalagens de plástico para administração parentérica de medicamentos. In: Nema S, Ludwig JD, editores. Parenteral medications. 4th ed. Nova Iorque: CRC Press; 2019. p. 480-506.

10. Farmacopeia dos Estados Unidos. Capítulo Geral ⟨1381⟩: Avaliação do componente elastomérico utilizado na embalagem/entrega de produtos farmacêuticos injectáveis. Em: Farmacopeia dos Estados Unidos e Formulário Nacional. Rockville: USP; 2024.
11. Chennell P, Bernard L, Le Basle Y, Sautou V. Interações entre medicamentos e dispositivos médicos. In: Apnec, Aulagner G, Bedouch P, Sautou-Miranda V, directeurs. Farmácia Clínica e Dispositivos Médicos. Paris: Elsevier Health Sciences; 2023.p. 57-61.
12. Farmacopeia dos Estados Unidos. Capítulo Geral ⟨1664⟩: Avaliação dos lixiviáveis de medicamentos associados a sistemas de embalagem/entrega farmacêutica. Em: Farmacopeia dos Estados Unidos e Formulário Nacional. Rockville: USP; 2024.
13. Tokhadzé N. Etude des phénomènes de sorption entre médicaments et dispositifs médicaux de la perfusion : approche empirique et fondamentale par simulation moléculaire [Tese]. Clermont-Ferrand: Université Clermont Auvergne; 2020.

14. Garde JA, Catalá R, Gavara R, Hernandez RJ. Caracterização da migração de antioxidantes do polipropileno para simuladores de alimentos gordos. Food Addit Contam. 2001;18(8):750-62.

15. Farmacopeia dos Estados Unidos. Capítulo Geral ⟨1663⟩: Avaliação de Extraíveis Associados a Sistemas de Embalagem/Distribuição de Produtos Farmacêuticos. Em: Farmacopeia dos Estados Unidos e Formulário Nacional. Rockville: USP; 2024.

16. Lau OW, Wong SK. Contaminação de alimentos a partir de material de embalagem. J Chromatogr A. 2000;882(1):255-70.

17. Smith EJ, Paskiet DM, Tullo EJ. The Management of extractables and leachables in pharmaceutical products (Gestão de extraíveis e lixiviáveis em produtos farmacêuticos). Em: Nema S, Ludwig JD, editores. Parenteral medications. 4th ed. Nova Iorque: CRC Press; 2019. p. 536-70.

18. Feutry F. Étude des interactions physico-chimiques entre les préparations parentérales et un nouveau conditionnement primaire utilisable en unité de préparation centralisée, le flacon Crystal® [Tese]. Lille: Université du Droit et de la Santé - Lille II; 2016.

19. Food and Drug Administration. Guidance for industry: container closure systems for packaging human drugs and biologics (Guia para a indústria: sistemas de fecho de recipientes para embalagem de medicamentos e produtos biológicos para uso humano). Rockville: Departamento de Saúde e Serviços Humanos dos EUA; 1999.

20. Jenke D. Extactables and leachables: characterization of drug products, packaging, manufacturing and delivery systems, and medical devices (Extactables e lixiviáveis: caraterização de medicamentos, embalagens, sistemas de fabrico e distribuição e dispositivos médicos). Hoboken: Wiley; 2022.

21. Laschi A, Senhal N, Alarcon A, Barcelo B, Caire-Maurisier F, Delaire M, et al. Interação contentor-conteúdo. I. Regulamentação. STP Pharma Pratiques. 2007;17:131-41.

22. Farmacopeia dos EUA. USP timeline [Online]. Rockville: US Pharmacopeia; 2024 [acedido em 23 de setembro de 2024]. Disponível: https://www.usp.org/200-anniversary/usp-timeline.

23. Farmacopeia dos Estados Unidos. Capítulo Geral ⟨659⟩: Embalagem e Armazenamento. Em: Farmacopeia dos Estados Unidos e Formulário Nacional. Rockville: USP; 2024.

24. Farmacopeia dos Estados Unidos. Capítulo geral ⟨1661⟩: Avaliação de sistemas de embalagem de plástico para uso farmacêutico e seus materiais de construção. Em: Farmacopeia dos Estados Unidos e Formulário Nacional. Rockville: USP; 2024.

25. Farmacopeia dos Estados Unidos. Capítulo Geral ⟨661.2⟩: Sistemas de embalagem de plástico para uso farmacêutico. Em: Farmacopeia dos Estados Unidos e Formulário Nacional. Rockville: USP; 2024.

26. Farmacopeia dos Estados Unidos. Capítulo Geral ⟨87⟩: Testes de Reatividade Biológica, *in vitro*. Em: Farmacopeia dos Estados Unidos e Formulário Nacional. Rockville: USP; 2024.

27. Farmacopeia dos Estados Unidos. Capítulo Geral ⟨1664.1⟩: Produtos farmacêuticos inalados por via oral e nasal. Em: Farmacopeia dos Estados Unidos e Formulário Nacional. Rockville: USP; 2024.

28. Farmacopeia dos Estados Unidos. Capítulo Geral ⟨381⟩: Componentes elastoméricos em sistemas de embalagem/entrega de produtos farmacêuticos injectáveis. Em: Farmacopeia dos Estados Unidos e Formulário Nacional. Rockville: USP; 2024.

29. Convenção para a Elaboração de uma Farmacopeia Europeia. Estrasburgo: Conselho da Europa; 22 de julho de 1964.

30. Direção Europeia da Qualidade dos Medicamentos e Cuidados de Saúde. Requisitos gerais. In: Farmacopeia Europeia. 10.ª ed. Estrasburgo: EDQM; 2019. p. 3-11.

31. Direção Europeia da Qualidade dos Medicamentos e Cuidados de Saúde. Materiais utilizados no fabrico de recipientes. In: Farmacopeia Europeia. 10.ª ed. Estrasburgo: EDQM; 2019. p. 459-486.

32. Direção Europeia da Qualidade dos Medicamentos e Cuidados de Saúde. Recipientes para sangue humano e componentes sanguíneos, e matérias utilizadas no seu fabrico; conjuntos para transfusão e matérias utilizadas no seu fabrico; seringas. In: Farmacopeia Europeia. 10.ª ed. Estrasburgo: EDQM; 2019. p. 505-518.

33. Comissão Europeia. EudraLex - Volume 3 - Diretrizes científicas para os medicamentos de uso humano [Em linha]. Bruxelas: Comissão Europeia; [citado 2 Nov 2024]. Disponível em: https://health.ec.europa. eu/medicinal-products/eudralex/eudralex-volume-3_en

34. Agência Europeia de Medicamentos. Diretrizes sobre materiais de embalagem imediata de plástico. Londres: EMA; 2005.

35. Hammond M, Marghitoiu L, Lee H, Perez L, Rogers G, Nashed-Samuel Y, et al. Um composto lixiviável citotóxico de equipamento de bioprocessamento de utilização única que causa um fraco desempenho de crescimento celular. Biotechnol Prog. 2014;30(2):332-7.

36. Hammond M, Nunn H, Rogers G, Lee H, Marghitoiu AL, Perez L, et al. Identificação de um composto lixiviável prejudicial ao crescimento celular em contentores de bioprocessos de utilização única. PDA J Pharm Sci Technol. 2013;67:123-34.

37. Sacha GA, Saffell-Clemmer W, Abram K, Akers MJ. Fundamentos práticos dos sistemas de embalagem estéril de vidro, borracha e plástico. Pharm Dev Technol. 2010;15:6-34.

38. Thakare V, Mayr B, Artenjak A, Nianios D, Sest M, Müller M, et al. Investigação das interações entre o medicamento e o recipiente: um estudo de caso de um diluente que contém uma seringa pré-cheia. Eur J Pharm Biopharm. 2019;140:67-77.

39. Marasini S, Craig JP, Dean SJ, Leanse LG. Gerir as Infecções da Córnea: Fora com o velho, dentro com o novo? Antibiotics. 2023;12(8):1334.

40. Gollapalli R, Singh G, Blinder A, Brittin J, Sengupta A, Mondal B, et al. Identificação de uma impureza de aduto de um ingrediente farmacêutico ativo e um lixiviável em um medicamento oftálmico usando LC-QTOF. J Pharma Sci. 2019;108:3187-93.

41. Pan C, Liu F, Motto M. Identificação de impurezas farmacêuticas em formas de dosagem formuladas. J Pharma Sci. 2011;100:1228-59.

42. Lobbes H. L'érythroblastopénie: diagnostic, classification, traitement. Rev Med Interne. 2023;44:19-26.

43. Boven K, Stryker S, Knight J, Thomas A, Regenmortel M, Kemeny DM, et al. O aumento da incidência de aplasia pura dos glóbulos vermelhos com uma formulação EPREX® em seringas com rolha de borracha não revestida. Kidney Int. 2005;67:2346-53.

44. Sharma B, Bader F, Templeman T, Lisi P, Ryan M, Heavner G. Investigação técnica sobre a causa do aumento da incidência de aplasia pura de glóbulos vermelhos mediada por anticorpos associada ao EPREX®. Eur J Hosp Pharm. 2004;5:86-91.

45. Regulamento do Parlamento Europeu e do Conselho, de 5 de abril de 2017, relativo aos dispositivos médicos. Jornal Oficial da União Europeia. 2017; L 117: 1-175.

46. Bedouch P, Aulagner G, Sautou V. A farmácia clínica no domínio dos dispositivos médicos: definição e desafios. In: Aulagner G, Bedouch P, Sautou-Miranda V, directeurs. Farmácia clínica e dispositivos médicos. Paris: Elsevier Health Sciences; 2023.p. 3-8.

47. Testai E, Hartemann P, Rastogi SC, Bernauer U, Piersma A, De Jong W, et al. A segurança dos dispositivos médicos que contêm PVC plastificado com DEHP ou outros plastificantes em recém-nascidos e outros grupos de possível risco (atualização de 2015). Regul Toxicol Pharmacol. 2016;76:209-210.

48. Haubertin C, Poiroux L, Kouatchet A. O cateter venoso central nos cuidados intensivos. In: Decormeille G, Poiroux L, Dauvergne J, Constan

A, Blanchard PY, Valera S, directeurs. L'infirmier(e) en service de réanimation. Paris: Elsevier; 2022.p. 179-82.

49. Hacker C, Verbeek M, Schneider H, Steimer W. Concentrações falsamente elevadas de ciclosporina e tacrolimus durante períodos de tempo prolongados devido à adsorção reversível a cateteres venosos centrais. Clin Chim Ata. 2014;433:62-8.

50. Parlakpinar H, Gunata M. Transplante e imunossupressão: uma revisão de novos medicamentos imunossupressores relacionados com o transplante. Immuno pharmacol Immuno toxicol. 2021;43:651-65.

51. Wrisinger WC, Thompson SL. Noções básicas de oxigenação por membrana extracorpórea. Surg Clin North Am. 2022;102:23-35.

52. Peña-López Y, Machado MC, Rello J. Infeção em pacientes com ECMO: Mudanças na epidemiologia, diagnóstico e prevenção. Anaesth Crit Care Pain Med. 2024;43:101319.

53. Zhang Y, Zeng Z, Zhang Q, Ou Q, Chen Z. Efeito da oxigenação da membrana extracorporal na farmacocinética de medicamentos antimicrobianos: progressos recentes e recomendações. J South Med Univ. 2021;41:793-800.

54. Raffaeli G, Gavallaro G, Allegaert K, et al. Sequestro de voriconazol e vancomicina em circuitos contemporâneos de oxigenação por membrana extracorporal: um estudo *in vitro*. Front Pediatr. 2020;8:468.

55. González-Parra E, Moreno-Gómez-Toledano R, Mas-Fontao S, Bosch R. O bisfenol A na insuficiência renal: até quando será utilizado? É altura de o evitar? Nefrología (English Edition). 2024;44(3):313-16.

56. Cambien G, Dupuis A, Belmouaz M, Bauwens M, Bacle A, Ragot S, et al. Avaliação do bisfenol A e dos derivados clorados do bisfenol A em doentes com doença renal em fase terminal: Impacto da terapia de diálise. Ecotoxicol Environ Saf. 2024;270:115880.

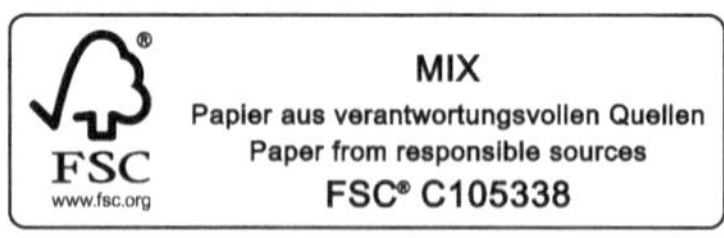

Printed by Books on Demand GmbH, Norderstedt / Germany